Reizmagen

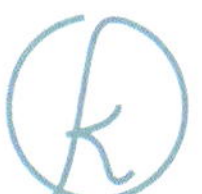

Hinweis: Die Autorin hat für die Inhalte dieses Buches nach bestem Wissen und Gewissen recherchiert. Sie stellt mit den angebotenen Informationen keinen Anspruch auf Vollständigkeit. Die Autorin und der Verlag können keine Haftung in Bezug auf die empfohlenen Anwendungen übernehmen. Bei ernsthaften Beschwerden ersetzt die Lektüre des Buches keinen Besuch bei einem Arzt oder einer Ärztin oder anderen entsprechenden Spezialisten/-innen.

STYRIA
BUCHVERLAGE

Wien – Graz – Klagenfurt

ISBN 978-3-7088-0733-1

Bücher des Kneipp Verlages gibt es
in jeder Buchhandlung und unter
www.kneippverlag.com

www.facebook.com/KneippVerlagWien

Fotos und Illustrationen:
iStock: Cover (haoliang), 5 (haoliang), 6, 18, 24, 26, 27, 34, 36, 40 (oben), 43, 51 (IslandLeigh), 57 (eskymaks), 71 (haoliang), 73 (DebbiSmirnoff), 83 (Tatiana Volgutova), 85 (margouillatphotos), 95 (Lilechka75), 101 (KarpenkovDenis), 103 (Patricia GUERIN), 115, 123, 128
fotolia: 10, 13, (Henrie), 15, 21, 22, 23, 28 (steinerpicture), 30, 31, 32, 37, 39, 40 (unten), 52, 61 (oanea), 67 (Daniel Vincek), 69, 75 (okkijan2010), 80, 91 (JackStock), 97, 105 (Corinna Gissemann), 107 (Alessio Cola), 109 (fabiomax), 119 (la_vanda), 121 (Petra Fischer)
dreamstime: 35
shutterstock: 77 (Barbara Dudzinska), 117 (Chamille White)
Peter Barci: 17, 49
Robert Saringer: Autorenfoto U4

Cover: Oskar Kubinecz, www.kubinecz.at
Grafische Gestaltung: Christine Dobretsberger, www.lineaart.at
Lektorat: Kneipp Verlag

Druck und Bindung: AduPrint
Printed in the EU
7 6 5 4 3 2 1

Ulli Zika

Reizmagen

Schluss mit Gastritis, Sodbrennen, Magenschmerzen und Verdauungsproblemen

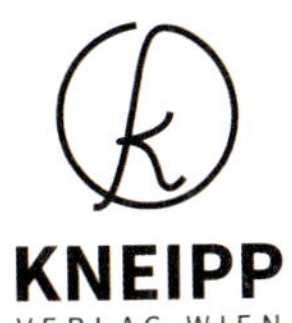

KNEIPP
VERLAG WIEN

INHALT

Desserts

Tees und Kräuterelixiere

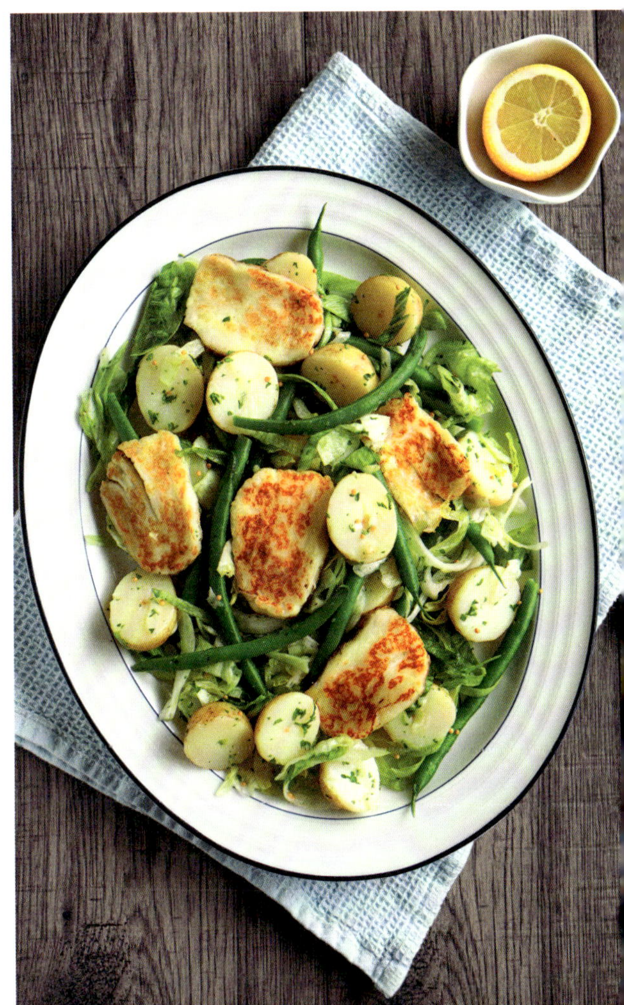

Der Magen aus schulmedizinischer Sicht

Der Magen wird lateinisch Ventriculus oder Stomachus genannt und ist ein Muskelschlauch mit einem Fassungsvermögen von durchschnittlich anderthalb Litern. Dieser Hohlraum ist innen mit der Magenschleimhaut ausgekleidet und außen mit dem Bauchfell überzogen. Seine Form variiert je nach Füllungszustand. Angesiedelt ist er im mittleren Oberbauch – unter dem Zwerchfell zwischen Speiseröhre und Darm.

Anatomisch werden folgende Magenabschnitte unterschieden:

- **Mageneingang** – verbindet Speiseröhre und Magen
- **Magengrund** – meist mit Luft gefüllt, die während des Essens verschluckt wird
- **Magenkörper** – Großteil des Magens
- **Pförtner** – Übergang zum Darm

Der Magen hat eine wesentliche Funktion beim Verdauen unserer Nahrung und gilt als eine Instanz, die eventuelle schädliche Mikroorganismen ausschalten kann. Der sogenannte Magensaft spielt dabei eine bedeutsame Rolle. Er besteht u. a. aus Wasser, dem Intrinsic-Faktor (der auch für die Aufnahme von Vitamin B_{12} eine wichtige Rolle spielt) sowie aus Enzymen (z. B. dem eiweißverdauenden Pepsin) und Salzsäure.

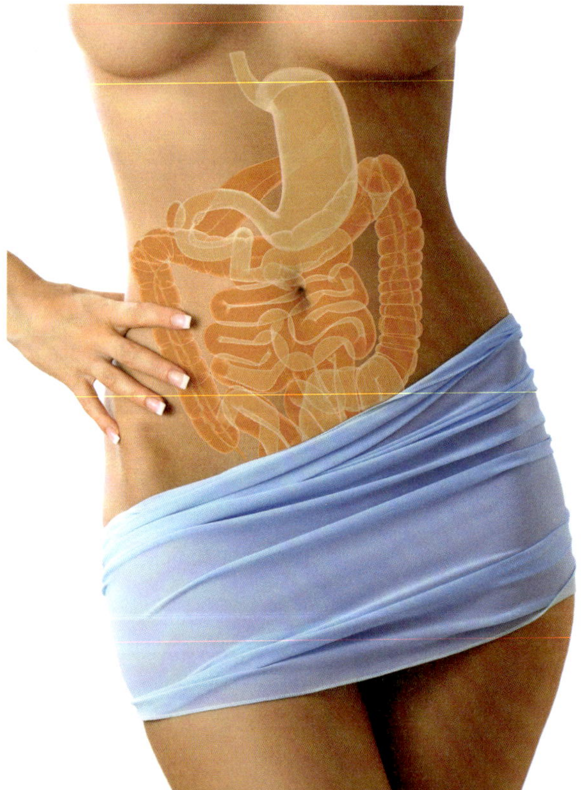

Der pH-Wert des Magensaftes liegt ca. bei 2, das Milieu ist also sehr sauer. Der Magensaft sorgt u. a. dafür, dass schädliche Bakterien eliminiert werden und das aufgenommene Eiweiß aus der Nahrung vorverdaut wird. Auch Hormone, die für Verdauung, Hunger und Sättigungsgefühl zuständig sind, werden im Magen gebildet. Damit sich der Magen nicht selbst verdaut, bildet er eine zähflüssige, schleimige Mischung aus Glykoproteinen, Zellen,

Salzen und Wasser. Alle drei Tage erneuert sich zudem die Epithelschicht durch Zellteilung und ersetzt so jene Zellen, die von den Verdauungssäften geschädigt wurden. Die dicke Schleimhaut schützt die Magenwand vor der ätzenden Magensäure.

Das Ausmaß an produzierter Magensäure ist von verschiedenen Faktoren abhängig. Im Schnitt produziert der Magen täglich rund zwei bis drei Liter Magensaft. Magensäure wird ausgeschüttet, wenn wir Appetit haben, an köstliches Essen denken und natürlich sobald wir tatsächlich unseren Magen füllen. Auch Stress beeinflusst möglicherweise die Produktion von Magensäure. Ein Zuviel oder Zuwenig davon kann weitreichende Folgen haben: Magenschmerzen oder -drücken, saures Aufstoßen, Sodbrennen, Übelkeit, Mundgeruch, Halsschmerzen, Husten, Magenentzündungen oder -geschwüre, Verdauungsstörungen, Blähungen, Durchfall, Mangelerscheinungen, Übelkeit oder eine geschwächte Immunabwehr treten häufig auf.

Was versteht man unter Reizmagen?

Der Reizmagen wird auch funktionelle Dyspepsie oder nicht ulzeröse Dyspepsie genannt. **Eine entsprechende Diagnose erhält, wer an wiederkehrenden Symptomen und Schmerzen im oberen Bauchbereich leidet, ohne dass dafür organische Ursachen gefunden werden können.** Man weiß also meist nicht genau, was der Grund für die Beschwerden ist. Eine Reihe von Symptomen werden dem Reizmagen zugeordnet: Magenkrämpfe, -brennen, -schmerzen, Appetitlosigkeit, Völlegefühl, Sodbrennen, Übelkeit, Brechreiz und Erbrechen, Blähungen, Durchfall u. v. m. Aber auch weniger spezifische Beschwerden wie Müdigkeit, Kopfschmerzen, Schlafstörungen, Blutdruckschwankungen und erhöhtes Schwitzen werden oft damit in Verbindung gebracht. Häufig sind diese Symptome auch mit jenen des Reizdarms verbunden – was nicht verwundert, sind Magen und Darm ja ein zusammengehöriges System, das bei der Verdauung unserer Nahrung eng zusammenarbeitet.

„Nervöser“ Magen

Häufig werden Reizmagen-Symptome auch einem „nervösen“ Magen angelastet. Schon der Volksmund bringt zum Ausdruck, dass psychische oder emotionale Belastungen unseren Magen beeinträchtigen können. Redewendungen wie „Mir liegt etwas im Magen“ oder „Da dreht es mir den Magen um“ lassen dies bereits erahnen. Auch Formulierungen wie „den Ärger hinunterschlucken“ können auf die Wurzel von so manchem Magenproblem hinweisen. Verständlich wird dieser Zusammenhang einmal mehr, wenn wir einen Blick auf unser vegetatives Nervensystem werfen.

Enterisches Nervensystem als Teil des vegetativen Nervensystems

Das enterische Nervensystem (ENS) wird umgangssprachlich auch Eingeweidenervensystem oder „Darmhirn“ genannt. Neben dem sympathischen und dem parasympathischen

Nervensystem ist es ein wesentlicher Teil unseres vegetativen Nervensystems, das automatisch ablaufende Vorgänge, wie eben unsere Verdauung, reguliert – also jene, die wir nicht direkt und willentlich beeinflussen können. Das ENS besteht aus einem komplexen Geflecht von Nervenzellen und durchzieht den gesamten Magen-Darm-Trakt – von der Speiseröhre bis zum Anus. Es hat eine zentrale Bedeutung beim gesamten Verdauungsprozess, u. a. in Bezug auf die Durchblutung im Magen-Darm-Trakt, die Darmbewegungen sowie die Ausscheidung und Aufnahme von Nährstoffen. Es hat verblüffende Ähnlichkeiten mit unserem Gehirn, anatomisch, strukturell und funktionell, und steht mit unserem „Kopfhirn“ in engem Kontakt. Es ist also nachvollziehbar, dass es über das komplexe Zusammenspiel unseres vegetativen Nervensystems zu massiven Einflüssen auf den gesamten Magen-Darm-Trakt kommen kann. Stress, Belastungen, Angst und andere psycho-emotionale Herausforderungen wirken sich also häufig auf unsere Magen- und Darmgesundheit aus.

Viele mögliche Ursachen – unterschiedliche Behandlungsmethoden

Unspezifische Magenprobleme, wie sie eben unter der Diagnose Reizmagen zusammengefasst werden, können eine Vielzahl an sehr unterschiedlichen Ursachen haben. Dementsprechend ist es wichtig, nach dem Grund der Magenprobleme zu suchen. Denn auch die richtige Behandlung ist naturgemäß sehr verschieden. Wenn Magenschmerzen länger andauern, sollte medizinisch abgeklärt werden, was der Grund dafür ist. Ernsthafte Erkrankungen wie Magenkrebs, Magengeschwüre oder Gastritis, also eine Magenentzündung, können dann adäquat behandelt oder aber ausgeschlossen werden. Warnsymptome, die keinesfalls auf die leichte Schulter genommen werden sollten, sind Blut im Stuhl oder Erbrochenen, Schluckstörungen oder ein unerklärlicher Gewichtsverlust.

Die diversen Magenerkrankungen werden schulmedizinisch vorrangig medikamentös behandelt. Bei Sodbrennen und diversen Reflux-Störungen werden häufig Säureblocker bzw. Medikamente zur Neutralisierung von Magensäure, sogenannte Antazida, verordnet. Auch Magenpflaster oder Medikamente, die einen schnelleren Abtransport aus Speiseröhre und Magen unterstützen, kommen zum Einsatz. Viele dieser Maßnahmen können zwar im ersten Schritt rasch wirksame Akuthilfen sein, bekämpfen die Beschwerden aber häufig nicht ursächlich. Vielfach sind sie – langfristig gesehen – sogar äußerst kontraproduktiv. Es ist in jedem Fall empfehlenswert, bei länger andauernden Beschwerden auch ganzheitliche Behandlungsmethoden in Erwägung zu ziehen, damit die Magenprobleme nicht zum Dauerbegleiter werden.

Magensäureüberschuss führt zu Sodbrennen & Co

Ein brennender und aufsteigender Schmerz hinter dem Brustbein, meist mit saurem oder bitterem Aufstoßen verbunden, wird Sodbrennen genannt. Es ist u. a. das Leitsymptom der sogenannten Refluxösophagitis – jener entzündlichen Erkrankung der Speiseöhre, die bereits sichtbare krankhafte Veränderungen an der Schleimhaut der Speiseröhre hinterlassen hat. Doch nicht jedes Sodbrennen ist gleich eine Refluxkrankheit. Meist wird es als Folge eines Magensäureüberschusses betrachtet und auch dementsprechend gerne mit Säureblockern oder Basenpulvern behandelt.

Ein Magensäureüberschuss wird begünstigt durch:

- Stress und Hektik
- Nikotin und Alkohol
- hastiges Essen
- zu wenig kauen
- Zucker
- stark verarbeitete Lebensmittel
- Infektion mit Helicobacter pylori
- chronische Übersäuerung

Als hilfreiche Hausmittel, um Magensäure zu reduzieren, gelten z. B.:

Heilerde

Das mineralische Pulver wird aus Löss, Lehm, Ton oder Moorerden gewonnen. Je nach Ursprung sind diverse Mineralstoffe und Spurenelemente enthalten, z. B. Silizium, Kalzium, Magnesium, Eisen, Kupfer, Mangan, Nickel, Selen und Zink. Heilerde bindet überschüssige Säure – dies kann bei einem Zuviel an Magensäure lindernde Wirkung haben. Äußerlich wird sie gerne bei Hautproblemen angewendet, innerlich kommt sie in naturheilkundlichen Therapien vor allem bei Magen und Darm-Problemen zum Einsatz.

Natriumhydrogencarbonat

Diese Verbindung, kurz Natron genannt oder mit der alten Bezeichnung Natriumbicarbonat bezeichnet, wird als häufigstes Mittel gegen Sodbrennen verwendet, da es die Salzsäure im Magen neutralisiert. Als Reaktionsprodukte entstehen lediglich CO_2 und Wasser.

Magensäuremangel – oft unerkannt

Sodbrennen & Co können aber auch mit einem Magensäuremangel einhergehen. Bei zu wenig Magensäure verweilt der Mageninhalt eventuell zu lange im Magen, da die Verdauung durch die fehlende Säure nicht gut funktioniert. Dies fördert Gärprozesse, die manchmal brennende Schmerzen in der Speiseröhre hinterlassen. Heftige Magenkontraktionen können außerdem den Speisebrei Richtung Speiseröhre transportieren, was möglicherweise als Sodbrennen wahrgenommen wird. Zudem werden bei einem Magensäuremangel die Nahrungsmittel nicht mehr vollständig desinfiziert und es kann zur Besiedelung mit unliebsamen Bakterien kommen. Ein Zuwenig an Magensäure kann aber auch eine ganze Reihe an weiteren Problemen verursachen, z. B. weil die Resorption von Nährstoffen aus der Nahrung ebenfalls mit ausreichend Magensäure zusammenhängt.

Wenn Magenprobleme im Alter auftauchen, sollte man jedenfalls unbedingt auch an einen Magensäuremangel denken, denn gerade mit zunehmendem Alter lässt die Produktion der Magensäure häufig nach.

Ursachen des Magensäuremangels:

- Alter (siehe oben)
- eiweißarme Ernährung mit viel Rohkost
- übermäßiges Trinken von (kaltem) Wasser
- Einnahme von Säureblockern, Basenpulver, Heilerde usw.
- emotionale Belastungen und Stress

Bei länger andauernden oder wiederkehrenden Beschwerden sollte man also abklären, wie es um den pH-Wert des Magens steht. Denn eine entsprechende Therapie sieht bei Magensäuremangel natürlich anders aus als bei Magensäureüberschuss: Die klassische und meist erste Therapie und häufige Selbstmedikation in Form von Säureblockern oder Antazida ist bei Magensäuremangel naturgemäß völlig kontraproduktiv.

Was tun bei zu wenig Magensäure?

Wenn ein Magensäuremangel vorherrscht und der Speisebrei nicht ausreichend vorverdaut wird, kann im ersten Schritt oft Zitronen- oder Essigsäure helfen. Einige naturheilkundlich orientierte Ärztinnen und Ärzte, wie auch der amerikanische Autor des Buches „Ein Lob der Magensäure“, Jonathan V. Wright, behandeln einen Magensäuremangel sogar mit Salzsäurepräparaten – kombiniert mit einer Reihe von Nahrungsergänzungsmitteln.

Auch das Verdauungshormon Sekretin wird bei einer herabgesetzten Magensäureproduktion nicht ausreichend hergestellt, was zur Verringerung von Enzymen aus der Bauchspeicheldrüse und zu weiteren Störungen im Verdauungsprozess führt. In diesen Fällen empfiehlt Jonathan Wright die zusätzliche Einnahme von Enzymen wie Pankreatin, das aus dem Bauchspeicheldrüsengewebe von Schweinen, Kühen oder Schafen gewonnen wird. Wer auf eine pflanzliche Alternative ausweichen möchte, dem rät er zur Einnahme des aus der Ananas gewonnen Bromelins oder des aus der Papaya gewonnen Papains. Diese Enzyme sollten zum Abschluss einer Mahlzeit eingenommen werden, um die fehlenden Verdauungsenzyme zu substituieren. Zitrusfrüchte, Apfelessig, Ananassaft und Papaya können also helfen, einen Magensäuremangel auszugleichen.

Es gibt aber auch Kräuter, Gewürze und andere Lebensmittel, die die Magensäureproduktion anregen können: Ingwer, Mariendistel, Liebstöckel, Basilikum, Kalmus, Enzian, Kümmel, Bertram, Engelwurz, Pfefferminze, Tausendguldenkraut, Kamille, Melisse und Salbei, aber auch Kartoffeln, Karotten, Leinsamen oder Anis.

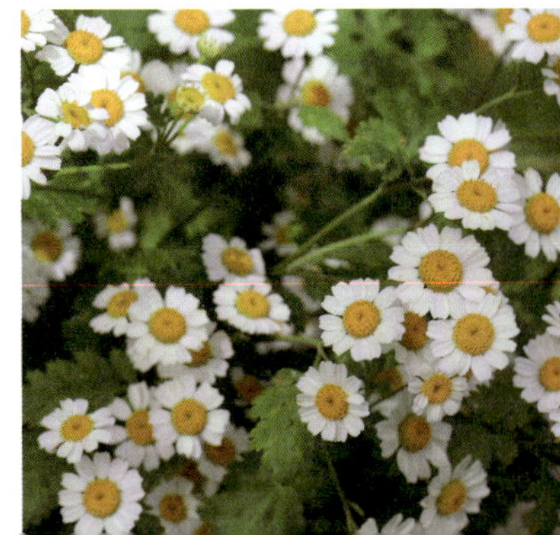

Das Säure-Basen-Gleichgewicht

Wie wichtig ein ausgewogenes Säure-Basen-Gleichgewicht für unseren Körper ist, wird immer wieder betont. Je nachdem, in welche Stoffe unser Körper einzelne Lebensmittel zerlegt, können sie in Säure- oder Basenbildner eingeteilt werden. Reifes Obst und Gemüse, Kartoffeln, Salat und Kräuter zählen zu den Basenbildnern. Fleisch, Wurstwaren, Fisch, Eier oder Käse sind Säurebildner.

Auch Stress und erhöhter Zuckerkonsum machen uns sauer. Durch eine entsprechende Ernährung können wir die Säure-Basen-Balance beeinflussen und einer Übersäuerung mit einer basenüberschüssigen Nahrung bewusst gegensteuern. Aber auch, wer zu wenig Säure hat, kann dies mit den entsprechenden Lebensmitteln beeinflussen. Bitterstoffe und milchsauer vergorene Lebensmittel können die Magensäureproduktion beispielsweise anregen.

Übeltäter Helicobacter pylori

Helicobacter pylori ist ein Bakterium, das für eine Reihe von Magenerkrankungen verantwortlich gemacht wird (für seine Entdeckung wurde dem australischen Mikrobiologen Barry Marshall sogar der Nobelpreis verliehen). Wie nur wenige Bakterien kann es im sauren Umfeld des Magens gut überleben und Gastritis, Magen- und Zwölffingerdarmgeschwüre auslösen. Chronische Infektionen mit dem Bakterium werden in der Zwischenzeit auch für Magenkrebs verantwortlich gemacht. Allerdings trägt rund die Hälfte der Weltbevölkerung dieses Bakterium im Magen-Darm-Trakt mit sich herum – und nicht jeder zweite Mensch leidet auch an schwerwiegenden Magenkrankheiten. Vereinzelt deuten Forschungen sogar darauf hin, dass die Besiedelung mit dem Bakterium möglicherweise auch positive Aspekte haben könnte, da es vorteilhaft in die Entwicklung des Immunsystems eingreifen kann. So tritt in Gesellschaften, die eine geringere Besiedelung mit dem Bakterium haben, beispielsweise Asthma bei Kindern häufiger auf.

Die klassische Schulmedizin bekämpft Helicobacter-Infektionen meist mit einer Kombination aus Antibiotika und Säureblockern. Das führt jedoch oft zu weiteren Problemen im Magen-Darm-Trakt, da durch die Antibiotikagaben auch wichtige Darmbakterien zerstört werden und dies abermals Komplikationen für die Verdauung mit sich bringt. Es hat zudem zur Folge, dass die Bakterien aufgrund der häufigen Konfrontation mit Antibiotika zunehmend resistent gegen diese werden. Auch die langfristige Behandlung mit Säureblockern und Antazida kann negative Folgen haben, denn wenn die Magensäure auf Dauer reduziert wird, können auch andere Keime besser überleben. Außerdem wird die Verdauung negativ beeinträchtigt und die natürlichen physiologischen Abläufe bei der Verdauung geraten immer mehr aus den Fugen.

Zwerchfellbruch als Ursache für Sodbrennen & Co

Das Zwerchfell ist eine Muskel-Sehnen-Platte, die die Brusthöhle vom Bauchraum trennt und sich kuppelartig ausbreitet. Als wichtigster Atemmuskel des Menschen hat es eine sehr zentrale Bedeutung für essentielle Vorgänge in unserem Körper.

Auch beim Schlucken und Husten hat das Zwerchfell eine wichtige Funktion – und eben bei unserer Verdauung: Denn die Speiseröhre führt auf ihrem Weg zum Magen durch eine größere Öffnung im Zwerchfell, den Speisröhrenschlitz, auch genannt Hiatus. Wenn sich das Gewebe in diesem Bereich lockert und dieser Schlitz nicht mehr richtig schließt, kann ein Teil des Magens in die Brusthöhle rutschen – dies wird Zwerchfellbruch oder Hiatushernie genannt. Ausgelöst werden diese Brüche durch ein schwaches Gewebe und/oder einen erhöhten Druck im Bauchraum, durch Übergewicht oder eine Schwangerschaft. Auch chronischer Husten, starkes Pressen beim Stuhlgang, das Heben von schweren Lasten und Erbrechen können zu einem Zwerchfellbruch führen. Kleinere Zwerchfellbrüche werden oft gar nicht bemerkt, bei größeren kann es eben zu saurem Aufstoßen und Sodbrennen kommen, wenn der Verschluss am Mageneingang nicht mehr richtig funktioniert.

Hilfreiche Therapien gegen Magenprobleme

Osteopathische Behandlungen und Atemübungen

Große Erfolge bei chronischen Magenproblemen kann man mit osteopathischen Behandlungen erzielen, z. B. indem man die Entspannung des Zwerchfells mittels manueller Therapie unterstützt. Wenn das Zwerchfell entspannt und gesund ist, wird ein Rückfließen des Mageninhaltes verhindert, da der Speiseröhrenschlitz gut abdichtet. Bei angespanntem Zwerchfell wird der normalerweise dichte Verschluss am Ende der Speiseröhre jedoch leicht undicht und es kommt zum unangenehmen sauren Aufstoßen (Reflux). Lang andauernde Verspannungen des Zwerchfells können zudem weitere Blockaden im nahegelegenen Wirbelsäulenabschnitt auslösen und zu Fehlsteuerungen des Nervensystems und in Folge auch zur gestörten Magensäureausschüttung führen.

Da das Zwerchfell ganz eng mit unserer Atmung verbunden ist, sind auch Atemübungen, die die Entspannung des Zwerchfells fördern, eine besonders hilfreiche Strategie, um den Druck in der Magengegend zu reduzieren. Zudem wirkt ein entspannter Atem ganzheitlich beruhigend auf unser vegetatives Nervensystem – dies reduziert Stress und somit schließt sich der Kreis für unseren Magen abermals positiv ...

Chiropraktische Behandlungen

Da die gesamte Wirbelsäule mit den Nerven unserer Organe verbunden ist, ist es leicht nachvollziehbar, dass ein durch eine Wirbelverschiebung eingeklemmter Nerv zu Problemen im jeweiligen Organ führen kann. Auf der Höhe des sechsten und siebten Brustwirbels beispielsweise sind die Magennerven mit der Wirbelsäule verbunden, bei Verschiebungen können gröbere Probleme für den Magen entstehen. Aber auch andere Verschiebungen im gesamten Brustwirbelbereich wirken sich unter Umständen negativ auf Magen und Speiseröhre aus. Durch eine chiropraktische Behandlung können also auch Magenbeschwerden wieder verschwinden.

Reflexzonenmassagen

In der Reflexzonenmassage macht man sich die Tatsache zunutze, dass sämtliche Organe und Muskelgruppen Entsprechungen in sogenannten Reflexzonen, wie z. B. auf der Fußsohle, haben. Damit kann man mittels Massage der entsprechenden Zonen einzelne Organe beeinflussen. Mit sanftem Druck auf die jeweiligen Zonen wird das Organ angesprochen und stimuliert. Schmerzen und Druckempfindlichkeit können ein Ungleichgewicht anzeigen. Die Reflexzonentherapie wird deswegen gerne als diagnostisches Instrument eingesetzt – auch Magen- und Darmprobleme werden in der Naturheilkunde mit Reflexzonenmassagen diagnostiziert bzw. gelindert.

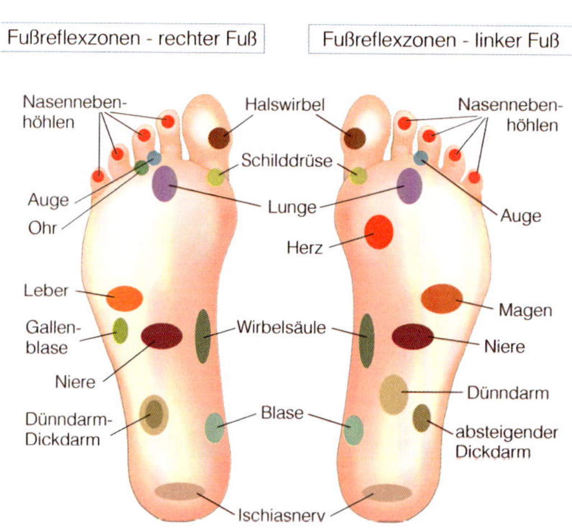

Homöopathie

Die Homöopathie erzielt immer wieder gute Erfolge bei der Behandlung des Reizmagensyndroms. Hier werden je nach konkreten Symptomen und Konstitution zum Beispiel Nux vomica, Pulsatilla, Sulfur, Ignatia, Magnesium phosphoricum, Staphisagria, Asa foetida und andere homöopathische Arzneimittel eingesetzt – in jedem Fall sollte jedoch der Rat eines/-r kompetenten Homöopathen/-in eingeholt werden.

Was sagen Naturheilkunde, Psychosomatik und Ganzheitsmedizin?

In ganzheitlichen medizinischen Systemen werden einzelne Symptome niemals isoliert betrachtet und behandelt, der Mensch wird vielmehr als komplexes und ganzheitliches Individuum gesehen. Eine Vielzahl an kleinen Bausteinen ergibt in einer umfassenden Anamnese für Arzt/Ärztin, Therapeuten/-in oder Heilprakter/in das Gesamtbild. Es gilt stets, den Menschen dabei zu unterstützen, seine Selbstheilungskräfte zu aktivieren und die eigentlichen Ursachen der Erkrankung bzw. des Ungleichgewichts zu entlarven.

Energetische Zusammenhänge: das Mondprinzip und der Magen

Auf energetischer Ebene kann der Magen dem Mondprinzip zugeordnet werden. Er präsentiert den weiblichen Aspekt und hat mit unseren mütterlichen Anteilen und Erfahrungen zu tun. Dieses Prinzip ist eng mit unserer Bedürfnisebene und Gefühlswelt verbunden. Das Wasser ist jenes Element, das dieses Prinzip beherrscht. Reis, als jenes Getreide, das in Wasser kultiviert wird, gilt als das Getreide des Mondprinzips.

Wer sich also mit seinen Magenproblemen auch auf energetischer Ebene auseinandersetzen möchte, könnte sich auf die Spur seiner eigenen weiblichen und mütterlichen Anteile machen und ergründen, ob sein Leben zu sehr der Leistungsorientierung gewidmet ist und die Gefühlswelt zu wenig Beachtung erhält.

Andere ganzheitliche Ansatzpunkte

Der Magen ist dafür zuständig, dass wir alles aufnehmen, was wir schlucken – körperlich wie psychisch. Bei Verletzungen, Unterdrückung, Beleidigungen, Wut, Ärger, Kummer oder Kränkung kann es daher auch leicht zu Magenproblemen kommen.

Mögliche psychische Hintergründe – der Magen in der „Organsprache“:

- Ich fühle mich nicht geborgen und versorgt.
- Ich kann etwas nicht gut verdauen.
- Ich bin auf jemanden oder etwas sauer, ich bin wütend, verletzt oder verärgert.
- Ich schlucke meinen Ärger ständig hinunter und kann meine Bedürfnisse nicht gut genug artikulieren.

Bei Problemen mit dem Magen können folgende Fragen auf die Spur der psychischen Hintergründe führen:

- Was gefällt mir nicht?
- Worauf oder worüber bin ich sauer?
- Was kann ich nicht verdauen?
- Was macht mich wütend?
- Was bin ich nicht bereit aufzunehmen?
- Wovor ekelt mir?
- Welchen Stress kann ich nicht bewältigen?
- Wie kann ich einen besseren Zugang zu meinen Gefühlen bekommen?
- Wie gut kann ich selbst für mich sorgen?

Wer das Gefühl hat, die Auseinandersetzung mit psychischen und emotionalen Aspekten alleine nicht bewältigen zu können, der sollte sich einfühlsame therapeutische Hilfe holen.

Dauerthema Entspannung

„Wenn du in Eile bist, gehe langsam." (Buddhistisches Sprichwort)

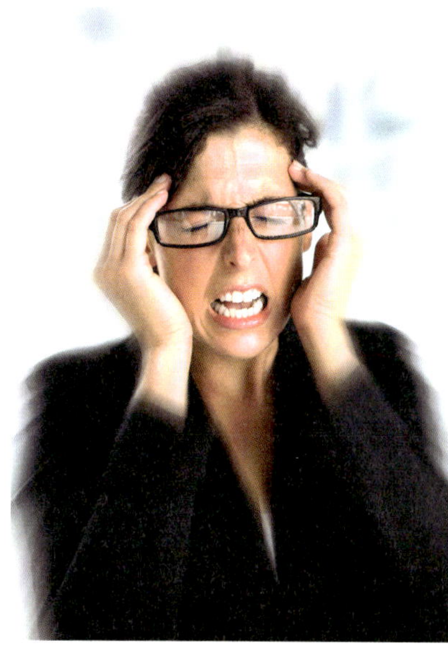

Stress, Hektik, Termindruck, kaum Zeit zum Atmen – in dieser Realität leben viele von uns und merken oft gar nicht mehr, welch unnatürliche und krank machende Lebensweise wir uns hier zu eigen gemacht haben: Wir laufen kollektiv in einem selbst gewählten Hamsterrad, das sich kaum mehr anhalten lässt, wie es scheint.

Stress ist eine zentrale Ursache für Magenprobleme aller Art. Wie eng die Vorgänge im Magen-Darm-Trakt mit den Abläufen unseres vegetativen Nervensystems in Zusammenhang stehen, haben wir bereits eingangs festgehalten. Sämtliche Techniken und Strategien, die Ihnen helfen, mit negativem Stress besser umgehen zu lernen, sind gleichzeitig ein wesentlicher Schritt zur Beseitigung Ihrer Magenprobleme. Das klingt einfach, ist es oft aber nicht (doch Übung macht auch hier den Meister!). Unser vegetatives Nervensystem können wir zwar nicht direkt, dafür aber umso effektiver indirekt beeinflussen: Es gibt Techniken, die nachweislich nicht nur Stress reduzieren, sondern eine ganze Reihe von vegetativen Störungen, inklusive der Magenprobleme, positiv beeinflussen.

Hilfreiche Techniken:

- progressive Muskelentspannung nach Jacobson
- autogenes Training
- achtsamkeitsbasierte Stressreduktion (MBSR – Mind Based Stress Reduction) nach Jon Kabat Zinn
- Meditationen verschiedener Traditionen
- Atemübungen
- Yoga, Taijiquan, Qi-Gong und ähnliche Techniken aus dem asiatischen Raum

Weitere hilfreiche Strategien zum Umgang mit Stress und Burnout finden Sie auch im Buch „BalanceFood", das ich gemeinsam mit Dr. Wolfgang Lalouscheck verfasst habe.

Ernährungsumstellung: Du bist, was du isst

Wer regelmäßig mit Magenproblemen zu kämpfen hat, kommt schließlich um eine Ernährungsumstellung nicht herum. Die gute Nachricht: Mit der entsprechenden Ernährung können Sie Ihre Magenprobleme meist sehr rasch positiv beeinflussen. Die schlechte Nachricht: Ernährungsumstellungen fallen uns meist nicht so leicht, da wir oft jahrelang gehegte und gepflegte Gewohnheiten aufgeben und verändern müssen. Wenn wir darauf achten, was wir essen, profitiert aber nicht nur ein beleidigter Magen: Auch andere Ungleichgewichte und Krankheiten können wir mit einer gezielten und bewussten Auswahl unserer Ernährung in den Griff bekommen!

Verweildauer von Speisen im Magen

Je länger Speisen benötigen, um verdaut zu werden, umso länger „liegen sie uns im Magen". Wie schnell Nahrung verdaut wird, hängt von verschiedenen Faktoren ab. Konsistenz und Struktur der Speisen, die Nährstoffzusammensetzung und die Energiedichte der aufgenommenen Lebensmittel beeinflussen die Verweildauer im Magen. So sind Flüssigkeiten wie Wasser, Säfte, Tee, Kaffee, Wein oder Bier in der Regel eine Stunde im Magen, fette und eiweißreiche Speisen wie Gänsebraten, Schweinsbraten oder fette Fische können hingegen sieben Stunden und mehr benötigen, bis sie den Magen wieder verlassen. Gekochte Nahrung verkürzt ebenfalls die Verweildauer – im Gegensatz zu rohen Lebensmitteln. Wer also unter Magenproblemen leidet, tut gut daran, den Magen vorübergehend zu entlasten und die Verweildauer der Speisen möglichst gering zu halten.

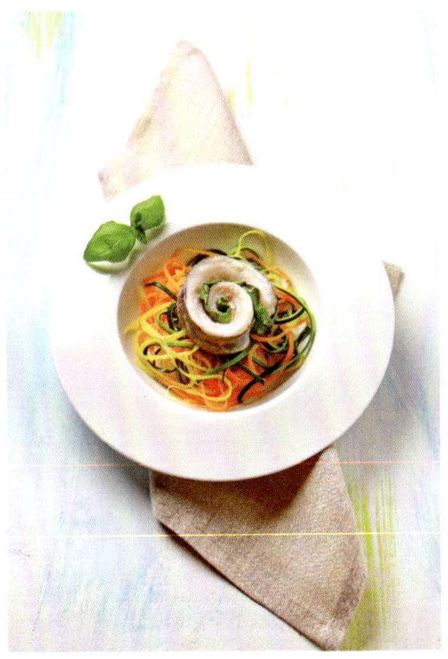

Bei Magenproblemen bitte „bleiben lassen":

- Zucker
- Alkohol
- Extreme wie sehr scharf, sehr salzig, sehr sauer, sehr süß
- Frittiertes
- Schwerverdauliches
- industriell hergestelltes Essen
- Fast Food und Convenience Food
- Dosen- und Fertigmenüs
- Kaffee
- Rauchen
- übermäßigen Alkoholkonsum, v. a. Hochprozentiges

Bei Reizmagen zu empfehlen:

- ein hochwertiges und am besten selbst zubereitetes frisches Essen
- ein hoher Gemüseanteil
- frisches Obst und Gemüse
- hochwertige Fette und Öle in Maßen
- frische Kräuter und Gewürze
- ausreichend Bitterstoffe
- reduzierte Essensmengen
- heilsame Pflanzen und Zutaten, siehe Seite 25

Sich Zeit nehmen für das Essen: Achtsamkeit & Co

Eine der einfachsten Maßnahmen, um Magenprobleme zu lindern, ist es, sich achtsam und in Ruhe mit seiner Essensaufnahme zu beschäftigen. Häufig essen wir hastig zwischendurch und lenken unsere Aufmerksamkeit auf alles Mögliche – nur nicht auf unser Essen. Dadurch entgeht uns jede Menge Genusserleben und wir merken auch nicht, ob wir längst satt sind. Signalisiert unser Körper bereits während der Mahlzeit, dass uns das Verzehrte nicht guttut, so überhören wir diese innere Stimme leicht, wenn wir uns während unserer Essensaufnahme beispielsweise mit Inhalten aus Fernsehen oder Zeitung bzw. mit Gesprächen beschäftigen. Richten wir hingegen unsere geistige Aufmerksamkeit auf das Essen, so hilft das beim Verdauen.

Wundermittel Kauen

Die Verdauung beginnt, das wissen Sie sicherlich noch aus der Schule, nicht im Magen, sondern bereits im Mund. Im Speichel befinden sich viele Enzyme, die mit dem Zersetzen der Nahrung beginnen. Zudem wird durch das Schmecken der Nahrung im Mund bereits eine Reihe an Stoffen in Magen und Darm ausgeschüttet, die den Körper auf die optimale Verwertung der einlangenden Inhaltsstoffe vorbereitet.

Damit dieser Prozess möglichst gewinnbringend ablaufen kann, müssen wir unsere Nahrung ausreichend kauen. Und zwar so lange, bis aus dem Bissen ein flüssiger Brei geworden ist. Das kann, je nach Grundsubstanz, schon auch 20 bis 30 Kaubewegungen erfordern. Große Fleischstücke oder vollwertiges Getreide benötigen naturgemäß länger als eine Gemüsecremesuppe – aber selbst diese sollte ordentlich eingespeichelt werden, bevor wir sie schlucken.

Wer langsam isst und ausreichend kaut, nimmt sowohl dem Magen als auch dem Darm bereits ein gutes Stück Arbeit ab. Magen und Darm tun sich in Folge leichter und benötigen nicht mehr so viel Energie, um die Nahrung zu zerlegen. Zudem hat unser Gehirn ausreichend Zeit, wahrzunehmen, ob wir noch weitere Nahrung benötigen oder bereits satt sind. Kauen ist also tatsächlich in vielerlei Hinsicht ein Wundermittel, das uns jederzeit völlig kostenlos und rezeptfrei zur Verfügung steht.

Einfache und hilfreiche Methoden gegen Magenprobleme im Alltag

Die Schwerkraft nutzen

Wer z. B. unter Sodbrennen leidet, kann sich auch die Schwerkraft zunutze machen. Wenn das Kopfende des Bettes um rund 20 cm angehoben wird, kann der saure Mageninhalt nicht mehr so leicht hochkommen. Gerade die unangenehmen nächtlichen Attacken können mit Hilfe der Physik verhindert werden.

Essensmengen reduzieren

Ein bisschen mehr Disziplin erfordert es schon, die Essensmengen zu reduzieren. Wer häufig mehr ist, als er benötigt, überfordert seinen Magen naturgemäß und öffnet damit einem Reizmagen Tür und Tor.

Das Gewicht reduzieren und Bewegung machen

Übergewicht kann, wie gesagt, den Druck im Bauchraum erhöhen und somit Magenprobleme wie saures Aufstoßen, Sodbrennen u. Ä. begünstigen. Vorhandenes Übergewicht zu reduzieren, sollte also bei ernsthaften Magenproblemen immer zum Therapie-Mix gehören. Dass damit auch einer ganzen Reihe an anderen Erkrankungen und Ungleichgewichten Einhalt geboten wird, ist selbsterklärend.

Locker sitzende Kleidung tragen

Wer unter Magenschmerzen leidet, sollte auch darauf achten, dass die Kleidung locker sitzt und nichts einschnürt. Enge Jeans, Mieder und ähnliche modische Folterwerkzeuge können Druck auf den Ösophagussphinkter ausüben bzw. die gesamte Körperhaltung und somit die Wirbelsäule beeinträchtigen und deshalb Magenprobleme verursachen.

Mit dem Rauchen aufhören

Wer raucht und unter einem Reizmagen leidet, kann durch eine Raucherentwöhnung mitunter gleich zwei Fliegen mit einer Klappe erwischen. Zigarettenrauch ist maßgeblich an Magenproblemen beteiligt, eine Besserung erfolgt meist unmittelbar, sobald das Rauchen eingestellt wurde.

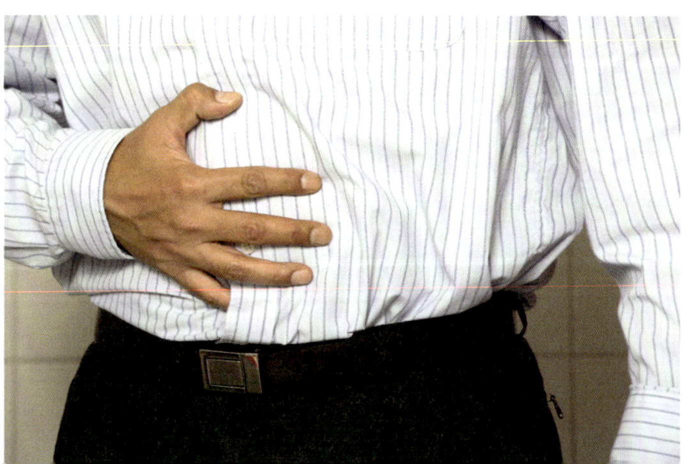

Der Magen in der TCM

Die Behandlung von Magenproblemen

Für die Traditionelle Chinesische Medizin haben Magen und Milz eine zentrale Rolle im Zusammenspiel des gesamten Energiehaushaltes unseres Organismus. Am Anfang einer Behandlung steht stets die Änderung der Ernährungsgewohnheiten, denn diese können Magenprobleme bereits zum Verschwinden bringen und sind oftmals die Wurzel des Übels. Aber auch Stress und andere Probleme einer gestauten Leberenergie können den Magen nach Ansicht der TCM massiv schwächen. Das Element Holz, zu dem Leber und Galle gehören, kontrolliert die Erde (Milz und Magen) bzw. kann diese attackieren – so heißt es. Das Thema Stress und Entspannung ist also auch aus TCM-Sicht ein wichtiger Faktor, wenn es um unsere Magengesundheit geht.

Wer mit hartnäckigen Magenproblemen kämpft, kann mit einer Ernährungsberatung nach TCM und einem Maßnahmenmix aus Chinesischer Kräutertherapie, Tuina-Massage und Akupunktur bei einem/-r kompetenten TCM-Therapeuten/-in bzw. -Arzt/Ärztin jedenfalls gute Erfolge erzielen.

Unsere Mitte

Die zentralen Organe für die Verdauung und Umwandlung von Nahrung in Energie stellen in der Traditionellen Chinesischen Medizin die Organe Magen und Milz dar. Aufgrund ihrer tragenden Rolle werden sie auch häufig als unsere Mitte bezeichnet – und diese Begrifflichkeit lässt leicht erahnen, welchen Stellenwert für unseren gesamten Organismus aus Sicht der TCM Magen und Milz haben.

Im System der sogenannten fünf Wandlungsphasen (Holz, Feuer, Erde, Metall, Wasser), häufig auch Elemente genannt, ist die Mitte, also Magen und Milz, im Element Erde angesiedelt. Das Element Erde repräsentiert Reife, Fruchtbarkeit, mütterliche Vorsorge sowie Gleichgewicht, Harmonie und das Gefühl, gut verankert, d. h. geerdet zu sein. Wer sein Erdelement stärkt, fühlt sich zentriert, entspannt und gelassen und kann sich und andere gut versorgen. Sein Denken ist klar und zielgerichtet, sein soziales Verhalten empathisch und hilfreich. Wenn wir „aus unserer Mitte fallen", entstehen aus dieser Sicht psychische, emotionale und körperliche Störungen – letztere vor allem im Bereich unserer Verdauung.

Yin, Yang und Qi

Im Denkmodell der Chinesischen Medizin bewegt sich das Leben zwischen Yin und Yang, zwischen Himmel und Erde. Die Energie, die sich zwischen diesen beiden gegensätzlichen Polen stets bewegt, wird Qi genannt – wir könnten das mit allumfassender Lebensenergie übersetzen.

Yin und Yang sind jene gegensätzlichen Prinzipien, die nur in Relation zum anderen existieren. Sie brauchen und bedingen einander. Yin entspricht dem weiblichen, kühlen, feuchten und dunklen Prinzip, Yang dem männlichen, warmen, trockenen und hellen Prinzip. Sämtliche gegensätzliche Lebensprinzipien können hier eingeordnet werden: leise – laut, innen – außen, unten – oben, tief – hoch usw.
Qi manifestiert die entgegengesetzten Pole von Yin und Yang in unserem Organismus. Transformation, Umwandlung, Schutz, Halt, Transport und Wärme sind die zentralen Funktionen dieser Energie. Das sogenannte nachgeburtliche Qi wird aus Schlaf, Meditation, Bewegung, Atmung **und – vor allem – aus unserer Nahrung über Magen und Milz gewonnen.**

Fünf Geschmäcker machen sich auf die Reise

Über Lippen, Mund und Speiseröhre wird Nahrung zu unserem Magen transportiert, der hier das Qi, also die Lebenskraft, aus dem Speisebrei in Empfang nimmt. Bei der Aufnahme im Mund empfangen wir die fünf Geschmäcker (süß, salzig, sauer, bitter und scharf), womit der erste energetische Impuls an unsere Organe bzw. Funktionskreise übermittelt wird. Der süße Geschmack wandert zur Milz, der scharfe zur Lunge, salzig zu den Nieren, sauer zur Leber und bitter zu unserem Herzen.

Die Eintrittspforte für das nachgeburtliche Qi

Der Magen ist aus Sicht der TCM dafür zuständig, dass die zugeführte Nahrung eine erste Aufschließung erfährt. Sie ist eine wesentliche Voraussetzung dafür, dass Milz, Dünn- und Dickdarm in weiterer Folge ausreichend Energie aus der Nahrung gewinnen können. Was der Magen dafür im Wesentlichen benötigt, sind Zeit, Energie (also Qi) und Flüssigkeit (zum Wärmebedarf siehe Seite 20), also vor allem eine regelmäßige Essenszufuhr und genügend Zeit zum Verdauen. Hastiges, unregelmäßiges oder zu spätes Essen und Stress schwächen die Energie des Magens und es kommt in Folge zur Überlastung und Schwächung des gesamten Verdauungssystems.

Zuständig für das Absteigen der Nahrung

Der Magen ist dafür zuständig, den Nahrungsbrei zu Dünndarm und Milz nach unten zu leiten. Damit das Magen-Qi richtig gelenkt wird, muss aber auch das Leber-Qi den passenden Impuls geben, denn die Leber ist generell für die richte Verteilung der Energien im Körper zuständig. Wenn nun der Magen geschwächt und demzufolge zu wenig an Magen-Qi vorhanden ist oder, z. B. bei Stress, die Leber-Energie stagniert, kann es zu Gegenläufigkeiten kommen – d. h. die Magenenergie geht in die falsche Richtung: Übelkeit, Erbrechen oder Reflux können die Folge sein.

Der Magen als Quelle der Flüssigkeiten

Der Magen nimmt sämtliche Flüssigkeiten des Körpers auf und ist mit dafür verantwortlich, dass die – Trockenheit liebende – Milz nicht mit zu viel Flüssigkeit belastet wird. Kommt es zu einem Flüssigkeitsmangel (in der TCM-Sprache zu einer Form der Yin-Schwäche) ist stets auch auf das Magen-Qi zu achten.

Der Magen benötigt Wärme

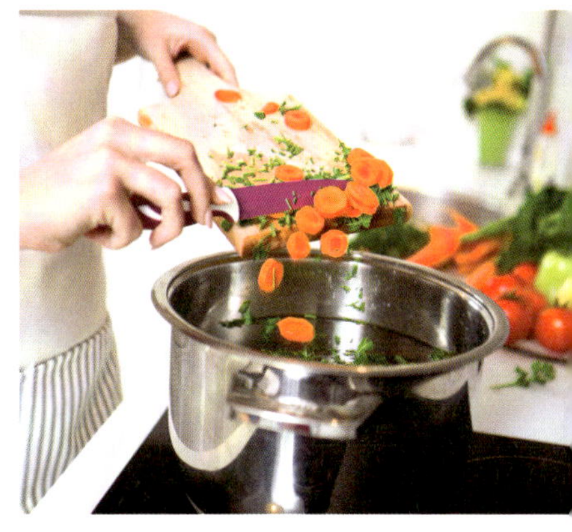

Um die erste Aufspaltung der Nahrung vornehmen zu können, benötigt der Magen laut TCM auch viel Wärme. Diese Wärme wird vorrangig durch das Zuführen von regelmäßigen warmen Mahlzeiten gewährleistet. Zu viel kalte Ernährung, schlechtes Kauen, allgemeine Energielosigkeit, aber auch eine Nieren-Qi- oder Nieren-Yang-Schwäche können zu einem sogenannten Magen-Qi-Mangel führen. Die möglichen Symptome sind Müdigkeit nach dem Essen, Appetitlosigkeit, schwache Extremitäten, weiche Stühle oder auch Gastritis. Wenn dieser Zustand länger andauert und eventuell auch noch Kälte von außen oder der Genuss von eiskalten Getränken hinzukommt, können Kälte und Flüssigkeitsansammlungen im Magen entstehen und es zu Magenschmerzen, dem Erbrechen klarer Flüssigkeit, kalten Händen und Füßen sowie Bauchgluckern kommen.
Wärmende Zubereitungsmethoden wie Backen, langes Kochen, etwa von Kraftsuppen, bzw. Kochen im Römertopf wird in diesen Fällen empfohlen. Zu meiden sind schwer Verdauliches, Frittiertes, Gebratenes ebenso wie Rohkost, kaltes Essen, kalte Getränke, Milchprodukte, Kaffee, Grün- oder Schwarztee, Eis sowie kühlende Lebensmittel wie Gurken, Blattsalate und Tomaten. Hilfreiche Kräuter und Gewürze sind in diesem Fall Basilikum, Gewürznelken, Wacholder, Pfeffer und Thymian.

Stagnationen im Magen – und was dagegen hilft

Wenn wir bei Familienfeiern, All-you-can-eat-Buffets oder aus Langeweile bzw. Frustration wieder einmal zu viel gegessen und/oder zu wenig gekaut haben, kann dies zu sogenannten Nahrungsstagnationen im Magen führen. Völlegefühl, Blähungen, Übelkeit, Sodbrennen, Aufstoßen, Rülpsen, Erbrechen, das Gefühl, einen Klumpen im Bauch zu haben, Kopfschmerzen, weiche Stühle oder Verstopfung können daraus resultieren.
Eine sehr wirksame Ersthilfe in diesem Fall ist die Kräutermischung Bao He Wan – sie ist in vielen Apotheken erhältlich, die auf TCM spezialisiert sind. Bittere Verdauungsschnäpse, frischer Ingwer, Kardamom, Anis und Fenchel helfen jedoch ebenso wie Bohnenkraut, Oregano, Beifuß, Thymian und Kaffee, der durch seine Bitterstoffe nach unten leitet und damit die Abwärtsbewegung der Verdauung unterstützen kann.

Was tun bei Magenfeuer?

Kaffee, Nikotin, Alkohol, scharfes und/oder fettes Essen sowie Stress können, vor allem wenn sie im Übermaß konsumiert werden bzw. auftreten, auch zum sogenannten Magenfeuer führen. Heißhunger, besonders nachts, brennende Magenschmerzen, Durst mit

Gusto auf kalte Getränke, Gastritis, Sodbrennen, Reflux, säuerlicher Mundgeruch, Unruhe und Schlafstörungen können hierbei entstehen. Auch Zahnfleischbluten und emotionale Erregungszustände kommen bei diesem Ungleichgewicht vor. Die Zunge ist rot und zeigt einen dicken, gelblichen Belag. In diesem Fall ist zu viel Hitze im Körper bzw. Magen und die Therapie nach der Chinesischen Ernährungslehre empfiehlt kühlende und beruhigende Nahrungsmittel und Tees. Gedünsteten, blanchierten und dampfgegarten Gerichten wird der Vorzug gegeben, mild gewürzt, mit süßem Geschmack und thermisch neutralem bis kühlendem Temperaturverhalten. Der Genuss von Tees aus Pfefferminze, Melisse, Ringelblume oder Passionsblume wird ebenso angeraten wie von Kompotten, viel Gemüse, Weizen, Reis, Mais – und wenig Fleisch.

Magen-Yin-Mangel

Wenn der Zustand der übermäßigen Hitze lange anhält, kann ein sogenannter Magen-Yin-Mangel entstehen. Neben oben erwähnten Ursachen können dieses Ungleichgewicht auch oft sehr spät eingenommene Mahlzeiten sowie ein häufiges Erbrechen, wie es bei der Ess-Brech-Sucht (Bulimie) vorkommt, begünstigen. Auf diese Art der Magenstörung können die unterschiedlichsten Trockenheitssymptome hindeuten: trockene Haut und Haare, eine rote rissige Zunge mit wenig Belag, ein schneller Puls, Schmerzen in der Magengrube, Hitzegefühl, große Unruhe und Nervosität, ein trockener Hals und Mund (ohne das Bedürfnis zu trinken), trockener Stuhl, Verstopfung und schließlich auch ein Magengeschwür.

Auch in diesem Fall ist eine kalte bzw. kühl-neutrale Ernährungstherapie, die das Yin nährt, die Säfte aufbaut und den Geist beruhigt, zu empfehlen. Zu vermeiden sind scharfe, salzige, saure und bittere Mahlzeiten ebenso wie Fettes, Frittiertes, Nikotin, Kaffee und Alkohol. Zubereitungsmethoden wie Grillen, (Scharf-)Anbraten und Räuchern sollten gemieden werden. Zu empfehlen sind Kartoffeln – gekocht, gedämpft oder als Püree, sämtliches Gemüse außer Lauchgewächsen wie Zwiebel und Knoblauch, zudem Gemüsesuppen, Reis und Weizen, Kompottsäfte und lauwarmes Wasser. Kräuter, die helfen können, sind Malve, Eibisch, Hagebutte und Süßholz. Tees dürfen mit etwas Honig gesüßt werden, Fleisch sollte nur in mild zubereiteten Suppen gegessen werden, hochwertige Fette und Öle, Trockenfrüchte und Nüsse können den Speiseplan bereichern. Für ausreichende Schlaf- und Ruhezeiten sollte unbedingt gesorgt werden.

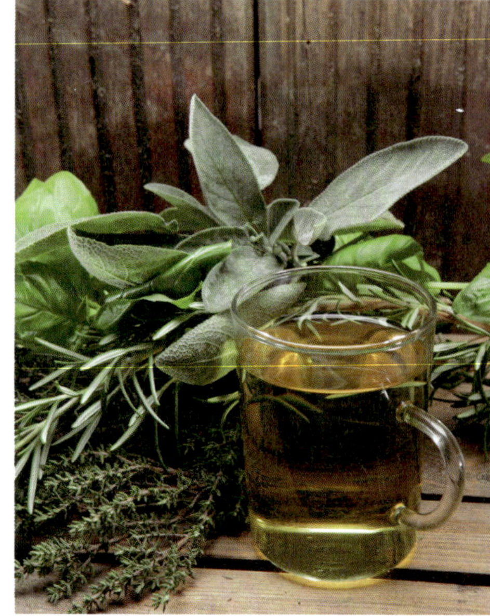

Die Organuhr

Die Organuhr zeigt, zu welchen Zeiten laut TCM welche Organe ihre Hoch- bzw. ihre Ruhephasen haben. Demzufolge ist die Zeit von 7 bis 9 Uhr morgens jene Zeit, in der unser Magen die meiste Kraft hat. Im Anschluss daran, also von 9 bis 11 Uhr, kommt die „Hochzeit“ von Milz und Pankreas, das sind jene Organe, die zusätzlich zum Magen als zentrale Organe der Verdauung gelten. Somit kann die angebotene Nahrung am Morgen und am Vormittag am besten aufgenommen und umgewandelt werden. Die der „Hochzeit“ gegenüberliegende Zeit signalisiert, wann die Organe ihre Ruhephase einleiten – im Falle von Magen sowie Milz und Pankreas von 19 bis 23 Uhr. Wer häufig nach 19 Uhr isst, schwächt damit die Energie der Mitte, also von Magen, Milz und Pankreas. Bei Magen- und Verdauungsproblemen aller Art kann es daher äußerst ratsam sein, seine Ernährungsgewohnheiten auch in Hinblick auf die Essenszeit zu hinterfragen.

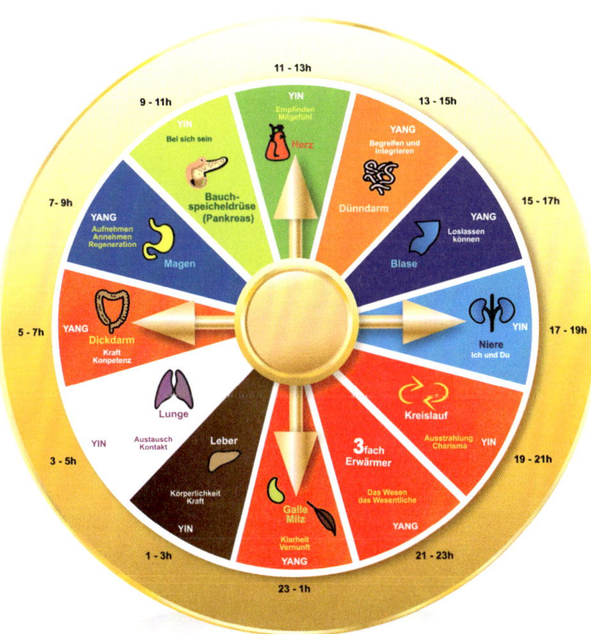

Grübeln und sich Sorgen machen – das schwächt die Erde

Einen interessanten Aspekt zeigt die chinesische Ansicht, dass übermäßige geistige Aktivität, wie Grübeln und sich Sorgen machen, die Energie von Milz und Magen ebenso schwächen kann. Wie bereits eingangs beschrieben, sollten also für eine erfolgreiche Therapie von Magenproblemen auch aus dieser Sicht seelisch-geistige Aspekte stets mitbedacht werden.

Die Mitte stärken mit thermisch neutralen Lebensmitteln und süßem Geschmack

Magen und Milz stärken wir allgemein mit thermisch neutralen Lebensmitteln mit süßem Geschmack. Sie können sowohl bei Hitze- wie auch bei Kältesymptomen genossen werden. Dazu zählen z. B. Wurzelgemüse, Kartoffeln, Kürbis, Süßkartoffeln, Rote Beten (Rote Rüben), Kohlgewächse, Mais, Pastinaken, Petersilien- und Yamswurzel, Topinambur, Waldpilze, sonnengereifte Beeren, Haselnüsse, Kürbiskerne, Mandeln, Pistazien, Sesam, Sonnenblumenkerne, Butter, Eier, Milch, Süßholz, Traubensaft, Honig, Malz, Melasse, Getreide wie Dinkel, Roggen, Quinoa, Mais, Reis, Hülsenfrüchte wie Erbsen, Bohnen, Linsen, süßliche Gewürze wie Safran, Süßholz und Vanille. Auch Fleisch wie Schweine- und Rindfleisch, Pute, Gans, Kaninchen und Wachteln sowie Fische wie Forelle, Karpfen, Lachs, Heilbutt und Barsch fallen in diese Kategorie.

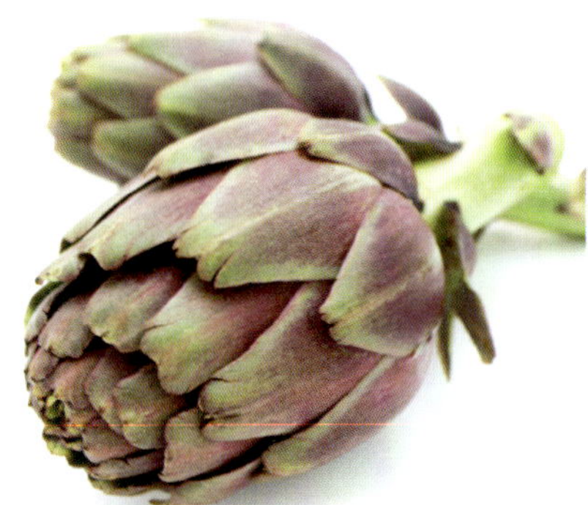

Kühlende und erfrischende Lebensmittel bei Entzündungen und anderen Hitze-Anzeichen

Bei akuten Entzündungen und jenen Ungleichgewichten, die mit Hitze- und Trockenheitssymptomen einhergehen, empfiehlt die TCM kühlende und erfrischende Lebensmittel. Dies sind u. a. Sommergemüse wie Zucchini, Gurken, Tomaten, Melonen, frische Sprossen und kühlende Kräuter wie Pfefferminze, Kapuzinerkresse und Salbei, weiters Radieschen, Avocado, Champignons, Kichererbsen, Mungbohnen, Sauerkraut, saure Äpfel, Artischocken, bittere Blattsalate, saure Milchprodukte, Buchweizen und Weizen sowie Ente, Kaninchen, Dorsch, Seezunge oder Tintenfisch.

Die Geschmacksrichtung ist entscheidend

Welche Lebensmittel nun aber für den einzelnen Menschen aus TCM-Sicht konkret sinnvoll sind, hängt neben dem Temperaturverhalten auch wesentlich vom Geschmack ab, denn die fünf Geschmäcker rufen im Körper unterschiedliche Wirkungen hervor: Der süße Geschmack befeuchtet und harmonisiert, der saure Geschmack zieht zusammen, salzig leitet in die Tiefe und scharf kann Stagnationen auflösen. Bitter trocknet und leitet nach unten.

Hilfreiche Zubereitungsmethoden:

- Dämpfen
- Dünsten
- Blanchieren
- im Römertopf kochen
- in der Folie garen

Diese Zubereitungsmethoden sind schonend und sanft und daher gerade für Milz und Magen meist recht bekömmlich. Auch aus westlicher Sicht können sie gesundheitlich punkten, da Vitamine und Mineralstoffe besser erhalten bleiben und schädliche Stoffe nicht so leicht entstehen wie beim Grillen, Frittieren, (Scharf-)Anbraten, Räuchern usw.

Der Magen mag es suppig!
Laut TCM hat unser Magen eine Vorliebe für suppige Gerichte. Somit sind Suppen, Eintöpfe, Ragouts, Kompotte und Breie für ihn besonders wertvoll. Ich habe im Rezeptteil daher darauf besondere Rücksicht genommen.

Magenfreundliche Lebensmittel

Hafer (Avena sativa)
Hafer ist ein wertvoller Bestandteil einer vollwertigen Gesundheitsküche. Vor allem die enthaltenen Schleimstoffe sind eine Wohltat für die Schleimhäute von Magen und Darm – Haferflockensuppe gilt seit jeher als bewährtes Hausmittel bei Magen- und Darmerkrankungen. Das Getreide ist ballaststoff-, eiweiß- und fettreich und zeichnet sich durch einen hohen Gehalt an Vitaminen, Spurenelementen, Mineralstoffen und ungesättigten Fettsäuren aus. So liefert es u. a. eine Reihe von B-Vitaminen, Magnesium, Eisen, Phosphor, Kupfer, Zink, Mangan und Biotin. Aufgrund der spezifischen Ballaststoffe kann der Hafer auch zur Senkung des Cholesterinspiegels beitragen. Die enthaltenen Beta-Glucane sorgen für eine Superposition des glutenarmen Getreides im Gesundheitsranking. Haferflocken sind einfach und schnell zu verarbeiten – das Getreide kann, wie gesagt, einen wertvollen Beitrag zur Magen- und Darmgesundheit leisten, besonders in Suppen und magenschonenden Getreidebreis. Zudem eignet es sich in der Küche als Bindemittel für Laibchen oder Saucen und hat damit bei Menschen, die herkömmliche Mehle wie Weizen oder Dinkel aufgrund des hohen Glutengehalts meiden, häufig einen fixen Platz am Speiseplan.

Hafer versorgt uns auch mit einer Extraportion Energie. Die Redewendung „Es sticht mich der Hafer" kommt nicht von ungefähr – der Volksmund wusste bereits in grauen Vorzeiten, dass das Getreide einen besonderen Energieschub verleihen kann. Aus Sicht der TCM hat Hafer eine wärmende und energiehebende Wirkung und kann daher besonders in kalten und müden Zeiten empfohlen werden. Vor allem für Menschen, deren Ungleichgewicht durch Kältesymptome in Erscheinung tritt, ist Hafer ein hilfreiches Lebensmittel.

Reis (Oryza sativa)
Reis ist eines der bedeutendsten Grundnahrungsmittel der Menschheit. Sein ursprüngliches Zuhause liegt in Asien, heute wird er auch in Europa, Australien und den USA kultiviert. In seinen asiatischen Heimatländern kommt Reis seit jeher bei vielen Beschwerden und Krankheiten auch therapeutisch zum Einsatz, allem voran bei sämtlichen Störungen

rund um die Verdauung. Der ungeschälte Naturreis enthält in seinem Silberhäutchen und im Keim u. a. B-Vitamine, die Nerven und Wundheilung fördern und unsere Konzentrationsfähigkeit erhöhen sowie eine wichtige Rolle beim Stoffwechsel von Aminosäuren spielen. Zudem enthält Reis Magnesium, Phosphor, Kalium, Kupfer sowie Niacin und Eisen. Er ist sehr leicht verdaulich und eignet sich hervorragend zur Behandlung von Verdauungsschwäche und hilft, wenn die Nahrung nur unzureichend umgewandelt werden kann. Er ist natriumarm und daher ein gutes Mittel zum Entwässern und damit auch zur Gewichtsreduktion.

Naturgemäß sind in der polierten weißen Version viele der ursprünglichen Nährstoffe nicht mehr enthalten. Parboiled Reis wird mit heißem Dampf behandelt: Ein Großteil der wertvollen Nährstoffe aus dem Silberhäutchen wird in das Innere des Reiskorns gepresst – so bleiben wesentlich mehr Nährstoffe erhalten als beim gänzlich polierten Reis. Wer erst vorsichtig auf ballaststoffreiche Kost umsteigt, für den sind polierter Reis bzw. Parboiled Reis eine gute Möglichkeit, die Verdauungskraft langsam wieder aufzubauen. Eine besonders hilfreiche und leicht verdauliche Kost ist das viele Stunden gekochte Reis-Congee, das in China bereits zum Frühstück allgegenwärtig ist. Reis-Congee oder Reisschleimsuppe, wie die wertvolle Speise in unseren Breiten auch genannt wird, kann mit etwas Phantasie und Experimentierfreude zu einer köstlichen magen- und darmschonenden Mahlzeit werden. Süß oder pikant zubereitet, eignet es sich als warmes Frühstück, als leichtes Abendessen oder als gesundes und nahrhaftes Mittagessen – auch zum Mitnehmen in der Thermoskanne ins Büro. Im Rezeptteil habe ich einige schmackhafte Variationen für Sie zusammengestellt.

Laut Chinesischer Ernährungslehre stärkt Reis die Mitte, also Milz und Magen, und wirkt leicht trocknend. Daher ist er z. B. ein wirksames Lebensmittel bei Durchfall. Auch der Blutdruck kann mittels Reisdiät gesenkt werden, was wiederum das Herz entlastet. Der Reis entspricht auf energetischer Ebene dem Mondprinzip, dem der Magen als Organ zugeordnet werden kann. Es verwundert also auch auf dieser Ebene nicht, dass er unserem Magen gute Dienste erweisen kann.

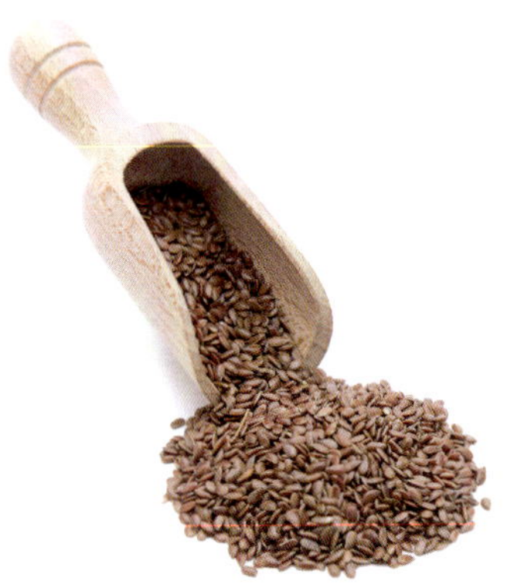

Leinsamen (Linum usitatissimum)

Die Samen des Flachses werden als Leinsamen bezeichnet. Ein enorm hoher Gehalt an Omega-3-Fettsäure, Schleimstoffen, Lecithin, Vitaminen und Folsäure verleihen ihnen außerordentlich gesunde Eigenschaften. Geschrotet werden Leinsamen als bewährtes Mittel bei Darmträgheit und Verstopfung verwendet – die Schleimstoffe quellen in Kombination mit Wasser auf und helfen einer trägen Peristaltik auf die Sprünge. Wichtig dabei ist, ausreichend Wasser zu trinken, damit nicht der gegenteilige Effekt erzielt wird.

Auch dem Magen erweisen die Schleimstoffe des Leinsamens außerordentlich hilfreiche Dienste, sie besänftigen eine geschädigte oder gereizte Magenschleimhaut. Das aus den Samen gepresste Leinöl ist ein überaus wertvolles Pflanzenöl mit einer Vielzahl an ungesättigten Fettsäuren – vor allem der gesunden Omega-3-Fettsäure.

Gerste (Hordeum vulgare)

Gerste ist eines der ältesten Getreide und wird seit der Jungsteinzeit in Mitteleuropa kultiviert. Bereits Hippokrates von Kos beschrieb die Zubereitung von Ptisane, eines alten Heil- und Nahrungsmittels, das aus gekochten Gerstengraupen hergestellt wurde. Der beim Kochen entstehende Gerstenschleim wird seit jeher als Heilmittel bei Magen- und Darmerkrankungen empfohlen. Entzündungen von Magen- und Darmschleimhaut können mit Gerstensaft oder Gerstenschleim beruhigt und gemildert werden.

Gerste wirkt laut TCM kühlend und erfrischend und kann Hitze aus dem Körper ausleiten. Zudem wird sie ebenfalls als heilsam für Magen und Darm eingestuft. In Japan und Korea trinkt man Gerstentee gegen stressbedingte Magengeschwüre und in der tibetischen Medizin wird Gerste ebenfalls verwendet. Die bereits über 90-jährige britische Queen soll angeblich täglich ihr Gerstenwasser trinken und auf dessen Heilwirkung schwören. Gerstenwasser ist reich an Mineralstoffen, Vitaminen und Spurenelementen und wirkt positiv auf Nerven, Haut, Gelenke und Konzentration – und eben auf Magen und Darm. In England wird Barley Water gerne mit Zitronen- und Apfelsaft sowie Honig zubereitet. Auf Seite 125 finden Sie ein Rezept.

Kudzu (Pueraria montana)

Kudzu ist eine aus Ostasien stammende Heilpflanze, deren Stärkeknollen in China, Japan und Korea seit jeher auch kulinarisch genutzt werden. Als Verdickungsmittel können Suppen und Saucen damit gebunden werden. In traditionellen asiatischen Heilsystemen wird der Pflanze u. a. eine besonders positive Wirkung auf Magen und Darm nachgesagt, sie kommt zur vorbeugenden Reinigung dieser Organe zum Einsatz – hat aber ebenso als Katermittel Tradition. Seit einigen Jahren empfehlen amerikanische Wissenschaftler, Kudzu als Unterstützung bei der Raucherentwöhnung und gegen Alkoholmissbrauch. Bei uns ist die Knolle im Reformhaus erhältlich – getrocknet in Form kreideartiger Stücke.

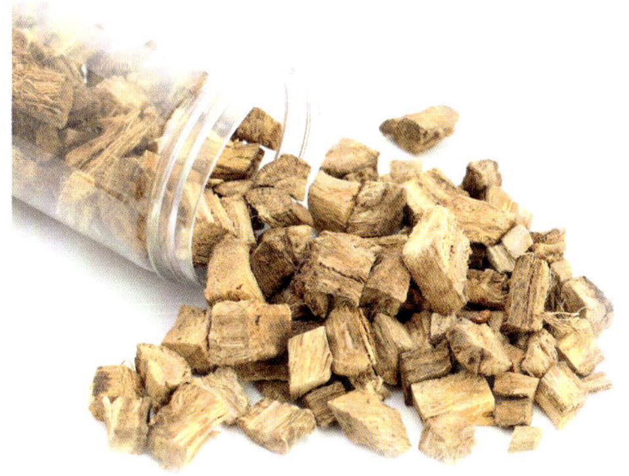

Magenfreundliche Malvengewächse (Malvaceae)

Es gibt über 4000 Malvengewächse. Einige davon können für Magen und Darm ganz besonders hilfreich sein.

··· ··· **Echter Eibisch** (Althaea officinalis)
Der Echte Eibisch wird auch Arznei-Eibisch genannt. Therapeutisch verwendet werden die Blüten, Blätter und Wurzeln. Wie bei allen Malvengewächsen sind es vor allem die enthaltenen Schleimstoffe, die bei Magen- und Darmbeschwerden lindernd wirken. Die Wurzeln enthalten davon bis zu 25 Prozent. Schon die alten Römer verwendeten die Pflanze in der täglichen Küche, z. B. in Suppen oder als Füllung von Spanferkeln.

··· ··· **Wilde Malve** (Malva sylvestris)
Die Wilde Malve, auch Große Käsepappel genannt, gehört zu den ältesten bekannten Nutzpflanzen der Welt. Bereits in der Antike wurde sie als Gemüse- und Heilpflanze angebaut. Blätter und Blüten werden therapeutisch verwendet, sie enthalten fünf bis zwölf Prozent Schleimstoffe, die unsere Magenschleimhaut schützen und gegen deren Reizungen und Entzündungen hervorragend wirken. Die Schleimstoffe sind zudem bei entzündlichen Prozessen im Mund- und Rachenraum sowie bei trockenem Husten hilfreich. Malven- bzw. Käsepappeltee wird gerne und oft getrunken. Die Malve findet auch in der Küche Verwendung: Die Blätter können roh, z. B. im Salat, oder gegart gegessen werden, in Suppen können sie als Verdickungsmittel fungieren. Unreife Samen werden roh geknabbert und die wunderhübschen Blüten krönen eine Speise zum Festmahl.

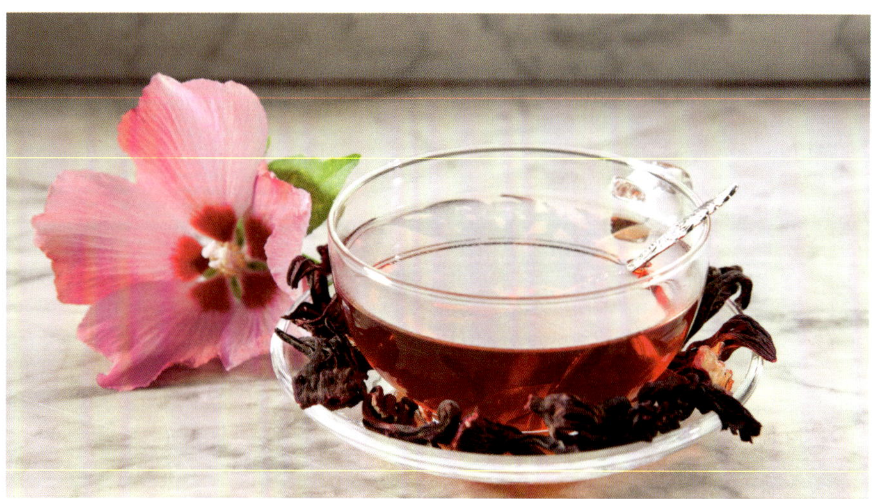

··· ··· **Okraschoten** (Abelmoschus esculentus)
Okraschoten, auch Gemüse-Eibisch, Ladyfingers oder Bamya genannt, sind die Früchte einer aus Äthiopien stammenden Gemüsepflanze, die zu den ältesten der Welt zählt – sie wurde bereits vor mehr als 3000 Jahren in Ägypten angebaut. Heute wird der Gemüse-Eibisch rund um den Globus gerne gegessen: Die fisolenartigen Bohnen werden vor allem

in Indien, Pakistan, Nigeria, Brasilien, in den USA und der Karibik, der Türkei und in Griechenland verkocht. Okras sind nährstoffreich und kalorienarm und enthalten wie alle Malvengewächse reichlich Schleimstoffe, die gegen Magen- und Darmprobleme helfen (beim Kochen sondern sie Schleim ab). Zudem stecken in Okraschoten die Vitamine A, C, K, E, B_1, B_2 und B_3 sowie Kalzium, Kalium, Magnesium, Phosphor, Eisen, Zink, Kupfer, Mangan, Selen und Folsäure. Das in den Samen enthaltene Öl ist außerdem reich an wertvollen Fettsäuren.

Portulak (Portulaca oleracea)
Portulak, auch Gemüse-Portulak genannt, ist eine einjährige, sukkulente Pflanze, die weltweit anzutreffen ist, auch in unseren Breiten. Hier wird die Pflanze allerdings häufig als Unkraut verkannt. Langsam erfährt das Wildgemüse jedoch ein Revival und so mancher alternative Pflanzenmarkt bietet Samen oder Jungpflanzen an. Wer aufmerksam durch Wald und Wiesen streift, kann das gesunde Kraut aber auch dort leicht finden. Portulak enthält nennenswerte Mengen an Vitamin C und Omega-3-Fettsäuren. Auch die Vitamine A, B, und E sowie Mineralstoffe und Spurenelemente wie z. B. Magnesium, Eisen, Kalium und Kalzium sowie Schleimstoffe, die Magen und Darm guttun, sind enthalten. Die Liste der Heilwirkungen ist lang, so gilt Portulak u. a. als antibakteriell, blutreinigend, blutstillend und harntreibend. Eine besonders positive Wirkung hat die Pflanze auch auf unsere Magenschleimhaut, deshalb wird sie bei Sodbrennen empfohlen, ebenso bei Darmentzündungen und Verstopfung.

Kohlgemüse (Brassicae)
Kohlgewächse zählen zu den heilkräftigsten aller Lebensmittel, die unsere Natur hervorgebracht hat. Ob Grünkohl, Weißkohl (Weißkraut), Rotkohl (Rotkraut), Broccoli, Kohlrüben, Blumenkohl (Karfiol), Chinakohl, Senf, Rettich, Radieschen, Meerrettich (Kren), Kresse und Wasabi – die Liste der besonders gesunden Brassicagewächse ist lang. Der Saft von rohem Weißkohl wird für Kohlauflagen und -wickel bei allerhand Entzündungen eingesetzt und gezielt zur Linderungen von Magen- und Darmbeschwerden, z. B. von Magenschleimhautentzündungen und sogar Magen- und Zwölffingerdarmgeschwüren, empfohlen. Für unsere Darmgesundheit kann Kohl mit äußerst hilfreichen Eigenschaften aufwarten: Er nährt die Laktobakterien im Darm und unterdrückt das Wachstum von schädlichen Fäulnisbakterien.

Versuche mit Broccoli und anderen Kohlarten haben gezeigt, dass diese Gemüsesorten sogar das Wachstum von Krebszellen eindämmen sowie die Wirksamkeit einer Chemotherapie verbessern können. Besonders das Risiko, an Darmkrebs zu erkranken, kann der häufige Verzehr von Kohlgemüsen senken. Eine Vielzahl an Inhaltstoffen ist für die gesundheitsfördernde Wirkung der Brassicagewächse verantwortlich. So enthalten viele Kohlarten u. a. große Mengen an Vitamin C, Vitamin K, Chlorophyll, Kupfer und Calcium. Schwefelhaltige Aromastoffe wie Senfölglykoside verleihen dem Kohl seine antibakterielle

Wirkung. Neben dem Einsatz als Medikament können Kohlgewächse unserem Körper (und ganz besonders unserem Magen) natürlich auch als schmackhafte Gemüsegerichte bemerkenswerte Dienste erweisen. Die manchmal blähenden Eigenschaften können durch die Zugabe karminativer Gewürze wie Kümmel, Fenchel, Ingwer oder Gelbwurz gemildert werden. Essen Sie das gesunde Kohlgemüse auf jeden Fall, so oft Sie können.

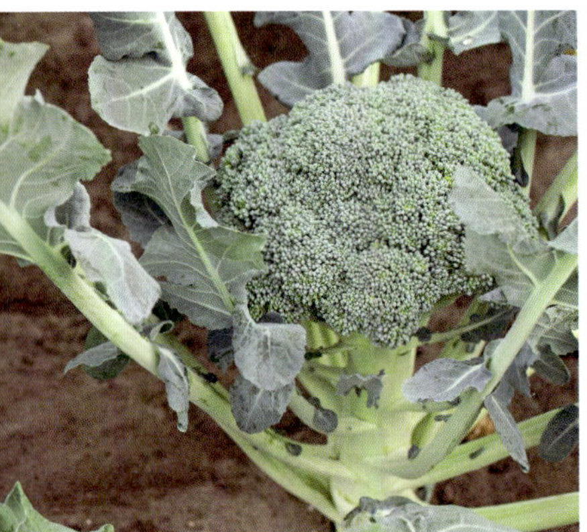

Broccoli und Broccolisprossen (Brassica oleracea)
Der Broccoli, ebenfalls zur Kohlfamilie gehörend, ist reich an den Vitaminen A, B_1, B_2, B_6, E und besonders an Vitamin C. Zudem enthält er Kalium, Kalzium, Phosphor, Eisen, Zink und Natrium sowie eine große Anzahl an gesunden sekundären Pflanzenstoffen. In Bezug auf unsere Magengesundheit kann der Broccoli jedoch mit einem besonderen Trumpf aufwarten: Er enthält, insbesondere in den Sprossen, eine Substanz namens Sulforaphan. Diese soll laut einigen amerikanischen und japanischen Studien helfen, das Heliobacter-pylori-Bakterium, das heute für einen Großteil der Gastritiserkrankungen und auch für Magenkrebs verantwortlich gemacht wird, deutlich zu reduzieren. Broccolisprossen können allerdings noch weit mehr und werden mittlerweile unter die sogenannten Superfoods eingereiht. Als vorbeugende Ernährung sollen sie vor einer Reihe von Krebserkrankungen schützen und insgesamt einen besonderen Gesundheits-Booster darstellen. Broccolisprossen sind übrigens ganz einfach selbst herzustellen. Alles, was Sie dazu benötigen, sind ein Keimglas, Wasser, Broccolisamen – und ein wenig Geduld (ein Rezept für einen einfachen Broccolisprossensalat finden Sie auf Seite 104).

Lebensmittel mit Bitterstoffen
Der bittere Geschmack hat eine ganz besondere Bedeutung, wenn es um unsere Verdauung geht. Seine Wirkrichtung ist „nach unten" – bitter hilft also immer dabei, auszuleiten. Aus chinesischer Sicht hat er zudem meist eine trocknende Wirkung. Bereits wenn wir den bitteren Geschmack im Mund wahrnehmen, werden Speichelfluss und Magensaftbildung angeregt. Auch das Verdauungshormon Gastrin wird durch die Bitterstoffe vermehrt ausgeschüttet, es kurbelt u. a. die Verdauungssäfte von Bauchspeicheldrüse und Leber bzw. Galle an. Die weit verbreitete Tradition, vor dem Essen einen bitteren Aperitif zu trinken, soll die Produktion der Magensäfte anregen, damit das folgende Essen besser verdaut werden kann. Leider sind Bitterstoffe in der Zwischenzeit größtenteils aus unseren Speiseplänen verbannt. Der oft skeptisch betrachtete Geschmack wird heutzutage gerne aus Obst und Gemüse herausgezüchtet – und Wildkräuter nehmen die wenigsten von uns regelmäßig zu sich. Dabei kann es nicht nur für unsere Verdauung hilfreich sein, wieder mehr Bitterstoffe zu essen: Bitteres reduziert den Heißhunger auf Süßes, fördert die Fettverbrennung und hilft beim Entgiften.

Die im Folgenden beschriebenen Bitterdrogen können für unsere Magengesundheit hilfreich sein.

Kalmuswurzel (Acorus calamus)

Der Wurzelstock der Kalmuspflanze enthält Bitterstoffe wie Acorin, die den Magen stärken und Appetit und Magensaftbildung anregen. Ätherische Öle, die krampflösend und durchblutungsfördernd sind, sowie Schleimstoffe, die sich schützend auf die Oberfläche legen, wirken zusätzlich positiv auf die Magenschleimhaut.

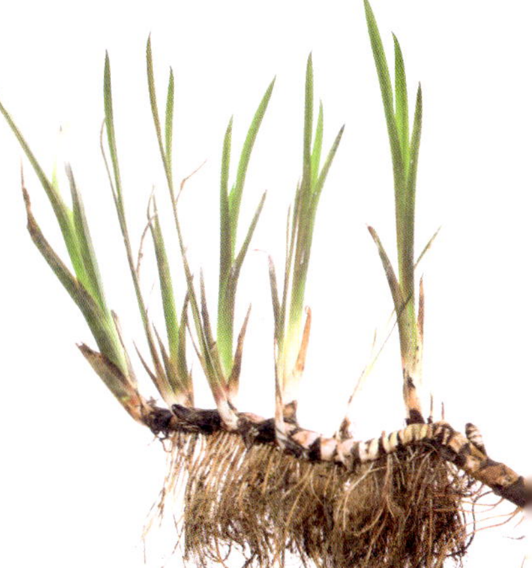

Kalmuswurzeltee

1–2 TL (1–1,5 g) getrocknete, geschälte Kalmuswurzel mit 150 ml kochendem Wasser aufgießen und 5 Minuten ziehen lassen, dann abseihen. Dreimal täglich vor den Mahlzeiten trinken (Kontraindikation: Schwangerschaft).

Wermutkraut (Artemisia absinthium)

Wermutkraut, auch Bitterer Beifuß, Alsem oder Magenkraut genannt, wird seit der Antike als Heilpflanze zum Einsatz gebracht. Die appetitanregende und verdauungsfördernde Pflanze enthält eine hohe Konzentration an Bitterstoffen, u. a. Absinthin, sowie Terpene, ätherische Öle und eine Reihe an Flavonoiden. Wermut regt Magen und Leber an, wirkt antiseptisch und durchblutungsfördernd und wird bei Appetitlosigkeit, Gastritis und Blähungen sowie bei Krämpfen im Magen- und Gallebereich empfohlen. Bei starker Überdosierung können aufgrund des enthaltenen Thujons unangenehme Nebenwirkungen auftreten, es kann zu Benommenheit, Erbrechen, Bauchschmerzen sowie Störungen des Zentralnervensystems kommen. Thujon ist vor allem in alkoholischen Auszügen von Wermut enthalten – schon deswegen ist der Genuss von Likören und anderen alkoholischen Getränken auf Wermutbasis nur in Maßen ratsam! Das Kraut selbst kann als Gewürz zu fetten Speisen verwendet werden, um die Verdaulichkeit zu verbessern.

Auf Hildegard von Bingen geht das Rezept für einen Wermutwein zurück, dessen Wirkung die heilkundige Nonne einst folgendermaßen beschrieb: „Es beseitigt in dir die Nierenschwäche und die Melancholie und klärt die Augen und stärkt dein Herz und lässt nicht zu, dass deine Lunge krank wird. Es wärmt den Magen (Darm) und reinigt die Eingeweide und bereitet eine gute Verdauung.“ Ich habe einen selbst gemachten Wermut für Ihre Magengesundheit kreiert, das entsprechende Rezept finden Sie auf Seite 128.

Eberraute (Artemisia abrotanum)
Zur gleichen Pflanzenfamilie wie der Wermut gehört auch die Eberraute. Sie wird ebenfalls seit der Antike verwendet und bei Verdauungsproblemen empfohlen. Die enthaltenen Flavonoide machen sie zu einem entzündungshemmenden und entkrampfenden Kraut. Ihre Gerb- und Bitterstoffe regen die Produktion von Verdauungssäften in Magen, Galle und Leber an. Die Heilpflanze wirkt appetitanregend und lindert Magenschmerzen und -krämpfe. Die Eberraute wird aber auch zur Behandlung von Menstruationsbeschwerden, Schlafproblemen und fiebrigen Erkältungen eingesetzt. In der Küche kommt sie vor allem zum Würzen von fetten Gerichten wie Gans und Ente gerne zum Einsatz.

Gelber Enzian (Gentiana lutea)
Die mit Abstand bitterste Pflanze in unseren Breiten ist der Gelbe Enzian. Die Bitterstoffe regen die Verdauung an, lindern Völlegefühl und Blähungen und unterstützten die Galle. Die Heilkraft der Pflanze konzentriert sich besonders in der Wurzel. Bei einem Magensäureüberschuss sollte der Enzian nicht verwendet werden, ebenso ist Vorsicht geboten bei Gallensteinen, Magen- und Zwölffingerdarmgeschwüren. Auch in der Schwangerschaft und Stillzeit sollte auf Enzian verzichtet werden. Enzian wird als Tee, Wein oder Essenz verabreicht.

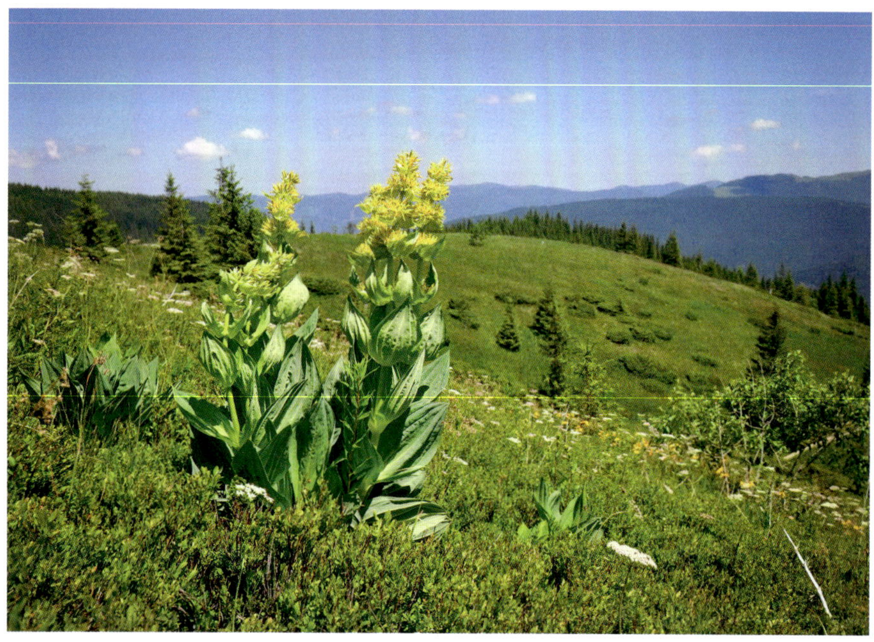

Echtes Tausendguldenkraut (Centaurium erythraea)
Tausendguldenkraut gehört zu den Enziangewächsen und wurde 2004 zur Heilpflanze des Jahres gekürt. Neben den sehr dominanten Bitterstoffen enthält es Flavonoide und Xanthone. Das extrem bittere Kraut wird medizinisch vielfach genutzt. Tausendguldenkraut wird bei Appetitlosigkeit und Verdauungsstörungen, aber nicht bei Magen- und Darmgeschwüren empfohlen. Nach der Systematik der TCM kann es bei Übelkeit und Verdauungsschwäche, Appetitlosigkeit, Völlegefühl und Blähungen helfen. Das bittere Kraut ist thermisch kalt und kann bei Leber- und Gallenproblemen Hitzesymptome und Stagnationen beseitigen.

Schafgarbe (Achillea millefolium)
Die Schafgarbe ist außer für ihre Verwendung in der Frauenheilkunde besonders für ihre positive Wirkung auf Leber und Galle bekannt. Sie gilt als krampflösend und wird daher auch gerne bei leichten Krämpfen des Magen- und Darmtraktes empfohlen. Ebenso kann sie bei Magenverstimmungen und Gastritis helfen. Die Schafgarbe enthält ätherische Öle, Bitterstoffe, Betaine, Cumarine, Flavonoide, Gerbstoffe u. v. m. Nach der Systematik der TCM wird sie u. a. auch bei Entzündungen des Magen-Darm-Traktes, bei Gallenblasenentzündungen, Völlegefühl und Appetitmangel eingesetzt.

Schwedenbitter

Schwedenbitter ist eine Kräuterrezeptur, die seit mindestens 300 Jahren in unterschiedlichen Kombinationen hergestellt wird (vermutlich wurden ähnliche Rezepturen bereits im alten Ägypten angewendet; auch Paracelsus soll im 16. Jahrhundert einen Bittertrunk entwickelt haben). Sein Name geht auf zwei Schweden zurück, einen Arzt und einen Chemiker, die das wirksame Kräuterelixier im 17. Jahrhundert entwickelt und verkauft haben. Im 18. Jahrhundert hat dann ein gewisser Dr. Samst das Hausmittel mit großem Erfolg eingesetzt – er selbst soll im Alter von 104 Jahren bei einem Reitunfall gestorben sein. Die österreichische Kräuterkundige Maria Treben hat das heilkräftige Elixier dann in den 1980er-Jahren weithin bekannt gemacht.
Schwedenbitter kann sowohl äußerlich als auch innerlich angewendet werden und eine Vielzahl an Störungen, Leiden und Krankheiten lindern. Vor allem Magen und Darm profitieren davon. Es sind unterschiedliche Rezepturen in Umlauf, eine klassische Variante finden Sie auf Seite 126.

Artischocken (Cynara scolymus L.)
Die Artischocke ist nicht nur ein wunderschönes und sehr delikates Gemüse, sie kann auch mit einer beeindruckenden Heilkraft aufwarten. Besonders heilsam sind die Blätter. Die dort enthaltenen Bitterstoffe helfen bei vielen Symptomen und Beschwerden im Magen-Darm-Bereich.

Beschwerden wie Übelkeit, Völlegefühl und Blähungen sind häufig auf eine Störung der Leber- und Gallefunktionen zurückzuführen – der hohe Cynaringehalt der Artischocke wirkt besonders positiv auf Leber und Galle und hat dadurch einen wesentlichen Einfluss auf Stoffwechsel und Verdauung. Artischocken wirken zudem entzündungshemmend, entwässernd, blutzuckerregulierend und cholesterinsenkend.

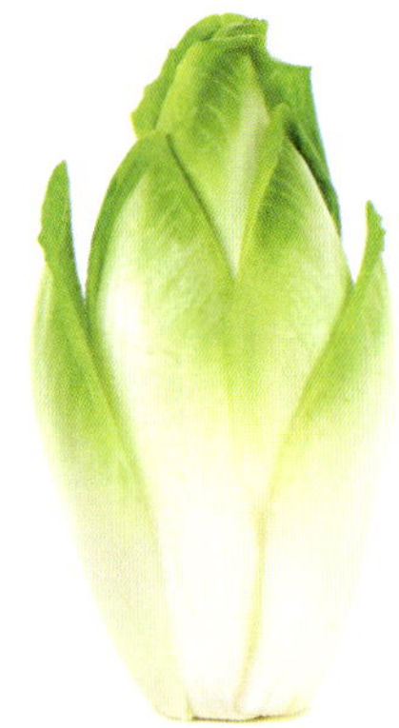

Chicorée (Cichorium intybus) und **Radicchio** (Cichorium intybus var. foliosum)
Die bitter schmeckenden Blattsalate gehören, wie auch die Artischocke, zur Gattung der Wegwarten. Die Blätter sind reich an den Vitaminen B_1, B_2, C und Carotin sowie an Ballaststoffen. Die enthaltenen Bitterstoffe regen Gallenblase und Bauchspeicheldrüse an. Chicorée enthält zudem Inulin und gilt daher als besonders gesund für unsere Darmbakterien.

Weitere hilfreiche Kräuter und Gewürze

Süßholz und **Lakritz** (Glycyrrhiza glabra bzw. Glycyrrhizae radix)
Bereits in der Antike war Süßholz als Heilmittel bekannt. Das darin enthaltene Glycyrrhizin, ein Glykosid, süßt rund 50-mal so stark wie Rohrzucker – es verleiht der Lakritze, dem Wurzelextrakt des Süßholzes, ihren charakteristischen Geschmack. Zusätzlich sind mehr als 40 Flavonoide enthalten. Die Wurzel wirkt auswurffördernd, schleimverflüssigend und -lösend, zudem antibakteriell und antimykotisch, also pilztötend. Vorrangig wird Süßholz medizinisch zur Behandlung der oberen Atemwege bei Husten oder Bronchitis eingesetzt. Aber auch bei Gastritis und Magengeschwüren werden gute Erfolge erzielt. Süßholz wirkt entzündungshemmend und krampflösend.

In der Chinesischen Medizin wird die Wurzel bei Qi- und Blut-Schwäche, bei Geschwüren sowie zum Ausleiten von Hitze und zum Befeuchten von Trockenheit verwendet. Auch als entgiftendes und desinfizierendes sowie beruhigendes und ausgleichendes Mittel wird sie zum Einsatz gebracht. Eine Tagesdosis von einem bis 15 Gramm (meist rund drei Gramm) wird üblicherweise verordnet. Für einen Tee soll die Wurzel rund 20 Minuten gekocht werden. Vor einer längeren Einnahme (mehr als vier bis sechs Wochen) oder höheren Dosen (mehr als 50 Gramm pro Tag) wird jedoch allerorts gewarnt, da Glycyrrhizin den Elektrolythaushalt des Körpers beeinflussen kann. Natrium und Wasser werden im Körper zurückgehalten, es kann zu Kaliumverlusten und Bluthochdruck sowie zu Wassereinlagerungen bzw. Ödemen kommen. In seltenen Fällen wird auch über Eiweißausscheidungen durch den Urin berichtet. Laut einer finnischen Studie sollen Schwangere von der Einnahme von Süßholz ebenfalls Abstand nehmen. Gerade für den Verzehr als Lebensmittel (Lakritze) gibt es mittlerweile auch eine „entglyrrhizinierte“ Süßholzwurzel. Die süße Wurzel kann in geringen Dosen gut in Kompotten und warmen Obstmusen als gesundes Süßungsmittel mitgekocht werden.

Echte Kamille (Matricaria chamomilla L.)

Die Kamille gehört zu den ältesten Heilpflanzen der Welt. Blüten, Kraut und Samen der Pflanze werden zu Heilzwecken verwendet – z. B. als Tee bei Magen- und Darmstörungen (eines der Hauptanwendungsgebiete).

Die Kamille wirkt entzündungshemmend und krampflösend und lindert Blähungen sowie Magen- und Darmentzündungen. Auch entzündliche Erkrankungen der Mundhöhle, des Zahnfleisches und der Atemwege werden erfolgreich damit behandelt. Zudem hat die Kamille eine positive Wirkung auf die Haut.

Kamillenrollkur

Bei länger anhaltenden Magenschmerzen kann eine sogenannte Kamillenrollkur Abhilfe schaffen: Dazu 2,5 EL Kamillentee mit einem halben Liter kochendem Wasser aufgießen und zehn Minuten zugedeckt ziehen lassen.

Trinken Sie davon morgens auf nüchternen Magen zwei Tassen und legen Sie sich anschließend zehn Minuten auf den Rücken. Dann rollen Sie auf die rechte Seite und bleiben abermals zehn Minuten liegen. Dann legen Sie sich zehn Minuten auf die linke Seite und abschließend zehn Minuten auf den Bauch. Ruhen Sie noch eine halbe Stunde nach und halten Sie sich warm.

Pfefferminze (Menta piperita)

Die Pfefferminze gehört wohl zu den bekanntesten Kräutern, wenn es um die Behandlung von Magen- und Darmproblemen geht. Die Pflanze enthält jede Menge ätherische Öle, besonders Menthol, sowie Flavonoide und wiederum Bitterstoffe – eine Kombination, die sie für unseren Magen-Darm-Trakt so hilfreich und wirkungsvoll macht. Das Menthol ist imstande, die Schmerzrezeptoren der Magenschleimhaut zu blockieren, bietet also rasche Hilfe bei akuten Magenschmerzen. Bei Beeinträchtigungen des Speiseröhrenverschlusses kann die Minze jedoch auch Sodbrennen auslösen und ist in manchen Fällen kontraindiziert. Ätherisches Pfefferminzöl ist sehr effizient bei Spannungskopfschmerzen.

Nach der Systematik der TCM ist die Pfefferminze ein hilfreiches Kraut bei Leber-Qi-Stagnationen und hilft z. B. bei Blähungen, Gastritis, Magen- und Darmkrämpfen, Verdauungsschwäche, Gallensteinen, aber auch beim prämenstruellen Syndrom, bei Migräne, Schlaflosigkeit und Bindehautentzündung. Die kühl und scharf wirkende Pflanze wird bei den entsprechenden Indikationen auch gerne verwendet, um Kräuterrezepturen einen angenehmen Geschmack zu verleihen.

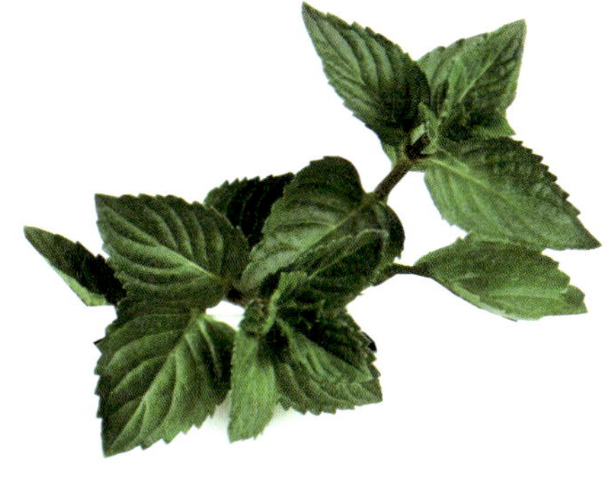

Melisse (Melissa officinalis)
Die Melisse enthält u. a. wohlriechende und beruhigende ätherische Öle, Rosmarinsäure, Bitterstoffe, Harz, Schleimstoffe, Glycoside, Saponine und auch Vitamin C. Die Blätter der Pflanze haben eine antimikrobielle und antivirale Wirkung, sind verdauungsfördernd, krampflösend und beruhigend und vor allem bei nervösen Magenproblemen ein sehr wirksames Naturheilmittel. Auch die Schlafqualität können sie massiv verbessern.
Nach der Systematik der Traditionellen Chinesischen Medizin kann mit der Melisse der Geist beruhigt und das Magenfeuer gelindert werden. Auch Stagnationen der Leberenergie werden erfolgreich damit behandelt. Der süßlich-liebliche Geschmack harmoniert mit Süßspeisen besonders gut. Aber auch Fisch, Gemüse und Geflügel erhalten eine interessante kulinarische Note durch die Beigabe von Melisse. „Die Melisse ist warm, und ein Mensch der sie isst, lacht gern, weil ihre Wärme die Milz berührt und daher das Herz erfreuen wird ...", schwärmte auch Hildegard von Bingen über die aromatische Heilpflanze.

Ingwer (Zingiber officinale)
Eine wichtige Heilpflanze der asiatischen Heiltradition ist der Ingwer. Die heilenden Substanzen stecken im Rhizom, das ist die botanische Bezeichnung für das wurzelähnliche System, das unterirdisch wächst und biologisch keine Wurzel, sondern ein Sprossachsensystem darstellt. In der Traditionellen Chinesischen Medizin wie im indischen Ayurveda hat der Ingwer seit jeher einen Ehrenplatz. In China gilt landläufig sogar, dass jede Mahlzeit Ingwer enthalten sollte. Er kann wie Kurkuma eine Unmenge therapeutisch hochwirksamer Stoffe aufweisen, wie mittlerweile auch viele westliche Studien bestätigt haben. So konnten diverse Forschungen den erfolgreichen Einsatz bei Übelkeit und Erbrechen, u. a. bei Reisekrankheit, Schwangerschaft, nach Operationen oder in Zuge einer Chemotherapie belegen. Jeder, der selbst einmal eine magenbedingte Übelkeit mit dem Kauen eines frischen Stücks Ingwer erfolgreich behandelt hat, wird die aromatische und heilbringende Pflanze aus seiner Küchengrundausstattung nicht mehr wegdenken wollen.

Die TCM setzt Ingwer auch bei vermindertem Appetit, Husten, Keuchatmung, beginnenden Erkältungen, Kälte, Schüttelfrost und Fieber, Kopfschmerzen sowie bei Erbrechen und Durchfall nach dem Verzehr von verdorbenem Fisch bzw. verdorbenen Meeresfrüchten ein.

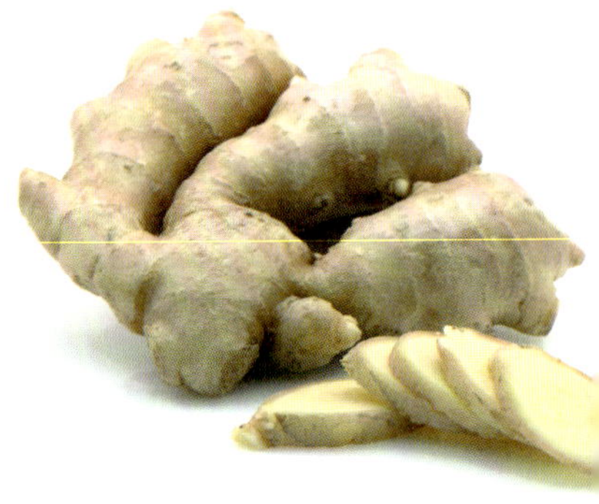

Ingwer enthält Zingiberen, Zingiberol sowie ätherische Öle und Gingerol, das u. a. für den charakteristischen und scharfen Geschmack sowie die beruhigende Wirkung auf den Verdauungstrakt verantwortlich ist. Im Ingwer enthaltene Stoffe regen zudem die Peristaltik an und wirken somit einer Verstopfung entgegen. Ingwer unterstützt den Körper bei der Verdauung von Eiweiß, regt den Gallenfluss an und hilft dadurch bei der Fettverdauung.

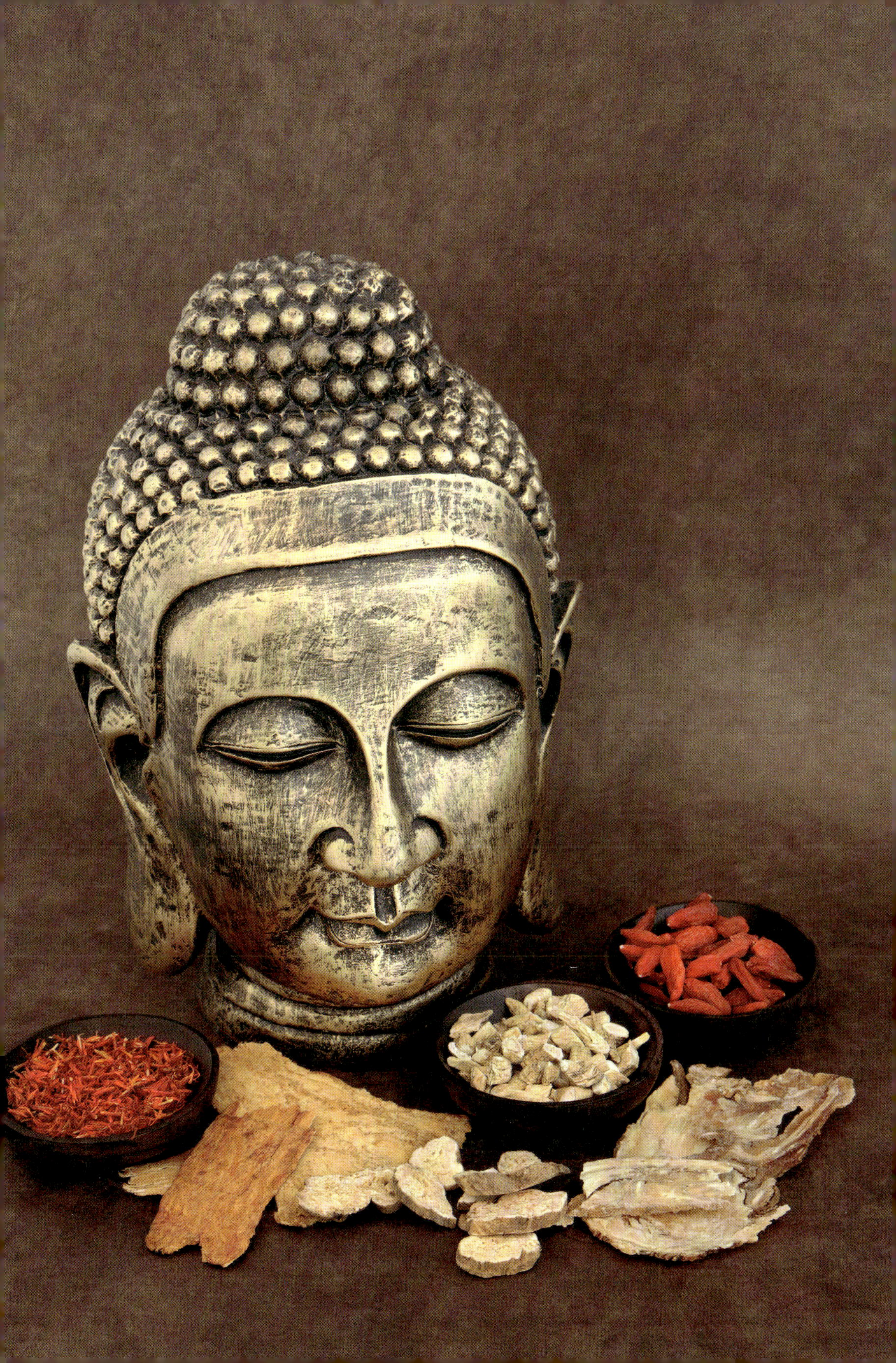

Ingwer verfügt auch über blähungswidrige Eigenschaften. Bereits im alten Griechenland wurde er nach üppigen Mahlzeiten verzehrt, um Verdauungsproblemen und Blähungen vorzubeugen. Seine entzündungshemmende Wirkung macht ihn ebenso wie die stark verdauungsfördernde Kraft zu einem der wertvollsten Bestandteile in einer magen- und darmfreundlichen Küche.

Galgant (Alpinia officinarum)
„Der Galgant ist ganz warm und hat keine Kälte in sich und ist heilkräftig. Ein Mensch, der ein hitziges Fieber in sich hat, pulverisiere Galgant und trinke dieses Pulver in Quellwasser, und er wird das hitzige Fieber löschen. Und wer im Rücken oder in der Seite wegen üblen Säften Schmerzen hat, der siede Galgant in Wein und trinke ihn oft warm und der Schmerz wird aufhören. Und wer Herzweh hat und wer im Herz schwach ist, der esse bald genügend Galgant, und es wird ihm besser gehen“, empfahl bereits Hildegard von Bingen. Der Galgant stammt aus Asien und gehört zur Familie der Ingwergewächse. Er zählt zu den wichtigsten Gewürzen in der Hildegard-Küche. Laut Hildegard-Medizin verbessert er die Durchblutung von Herz und Kreislauf, hilft bei Appetitlosigkeit und Blähungen und fördert die Verdauung. Vor allem gegen Herzprobleme, Herzschwäche und Schwindel wird ihm eine sehr gute Wirksamkeit nachgesagt – bei Hildegard-Anhängern gilt er als bestes Schutzmittel gegen Herzinfarkt, Schlaganfall und Hörsturz.

Gute Dienste kann er auch bei Kreislaufproblemen, Durchblutungsstörungen, Müdigkeit, Erschöpfung und Reiseübelkeit leisten. Seine krampflösende Wirkung verbessert eine Reihe von Verdauungsbeschwerden wie Blähungen oder Krämpfe im Magen- und Darmbereich. Auch Völlegefühl und Appetitlosigkeit kann er bekämpfen. Zudem gilt er als entzündungshemmend und als gutes Mittel gegen Bakterien, Pilze und Viren im Darm. Neben der fungiziden Wirkung konnten sogar tumorhemmende Effekte nachgewiesen werden. Auch die Nebenwirkungen von Chemotherapien bei Krebs sollen mit Galgant gelindert bzw. unterdrückt werden können. Die wirksamen Substanzen stecken vor allem in den ätherischen Ölen mit Gingerolen, Galangol, Flavonoiden und Gerbstoff. Galgant ist Bestandteil vieler asiatischer Gewürzmischungen und wird gerne für die Herstellung von Kräuterlikören verwendet.

Asant (Ferula assa-foetida)
Asant, Stinkasant oder Asa foetida wird in unseren Breiten auch Teufelsdreck genannt. Das getrocknete Gummiharz wird seit Jahrhunderten in Europa, im Nahen Osten sowie in Persien und Indien als Arzneimittel verwendet. Asant beruhigt den Magen und wirkt blähungswidrig. Auch gegen krampfartige Leber- und Gallenleiden wird es erfolgreich zum Einsatz gebracht. Zudem soll es nervenberuhigende und aphrodisierende Eigenschaften haben. Asant ist im Handel als Pulver erhältlich und darf vor allem in der indischen Küche nicht fehlen. Der Geschmack erinnert an Zwiebel und Knoblauch. Achtung beim Dosieren – zu viel Asant kann einer Speise eine unangenehme Note verleihen.

Kurkuma (Curcuma longa)
Die Kurkuma ist eine der heilkräftigsten Pflanzen der Welt und hat im indischen Ayurveda seit jeher einen Sonderplatz in der Therapie vieler Krankheiten. Sie gehört zur Gattung der Ingwergewächse. Durch die intensive gelb-orange Färbung ist Kurkuma als Hauptbestandteil vieler Currymischungen für die gelbe Farbe des Currys verantwortlich. Auch der im deutschen Sprachgebrauch übliche Ausdruck Gelbwurz ist damit begründet. Die Liste an positiven Eigenschaften ist lang – und in der Zwischenzeit auch in vielen Bereichen durch westliche Forschungen bestätigt: Kurkuma schützt das Herz, fördert die Verdauung, hemmt Entzündungen und kann Pilze abwehren. Die Pflanze hilft bei Arthritis, Alzheimer, Diabetes und kann sogar Krebserkrankungen, insbesondere Darmkrebs, vorbeugen.

Sein aktivster Wirkstoff ist das Curcumin, das auch für die stark entzündungshemmenden Eigenschaften verantwortlich ist. Daher wird es in naturheilkundlichen Praxen bei sämtlichen entzündlichen Erkrankungen des Verdauungstraktes, wie z. B. Divertikulitis, hilfreich zum Einsatz gebracht. Kurkuma wirkt anregend auf die Magensaft- und Gallensäureproduktion und kann bei chronischen Magenschmerzen und Magengeschwüren Linderung schaffen. Kurkuma hat einen leicht scharfen, etwas bitteren Geschmack und passt hervorragend zu Geflügel, Fisch, Gemüse, Eintöpfen, Suppen, Salatgerichten und natürlich

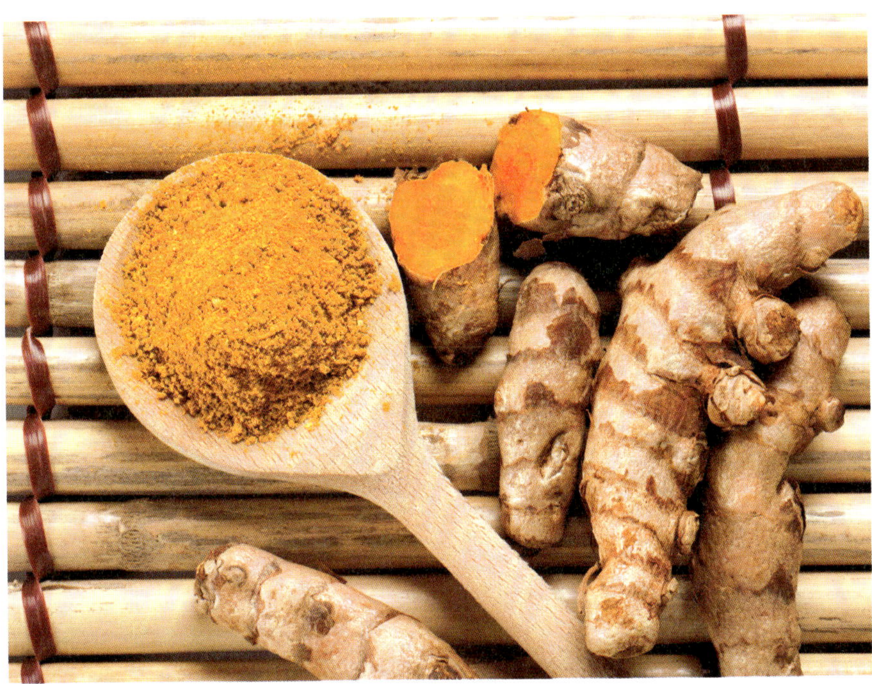

Currys. Mehrere Quellen empfehlen dringend, Kurkuma gemeinsam mit frisch gemahlenem schwarzem Pfeffer zu verzehren. Auf diese Art wird die Fähigkeit des Körpers, das heilkräftige Curcumin aufzunehmen, um ein Vielfaches erhöht.

Dill (Anethum graveolens)

„Der Dill ist von trockener und warmer und gemäßigter Natur", schreibt Hildegard von Bingen. Sie empfiehlt jedoch, ihn vorrangig gekocht zu essen, da er roh den Menschen traurig mache und ihm übel bekommen könne: „... jedoch gekocht gegessen unterdrückt er die Gicht, und so ist er nützlich beim Essen." Der Dill gehört zu den Doldenblütlern und gilt heute als das im deutschsprachigen Raum am häufigsten angebaute Gewürz. Ursprünglich stammt er aus Vorderasien. Die Pflanze ist reich an Inhaltstoffen, etwa an ätherischen Ölen und Mineralstoffen wie Kalium, Kalzium und Natrium. Auch die Samen werden zu Heilzwecken gerne eingesetzt – bei Appetitlosigkeit, Völlegefühl, Blähungen, Übelkeit sowie Koliken im Magen-Darm-Trakt und Schluckauf. In der Volksheilkunde wurden auch Libidomangel und ein zu geringer Milchfluss beim Stillen mit Dill behandelt. Die Traditionelle Chinesische Medizin sieht in den Dillsamen eine Zuordnung zu den Organen Niere und Magen.

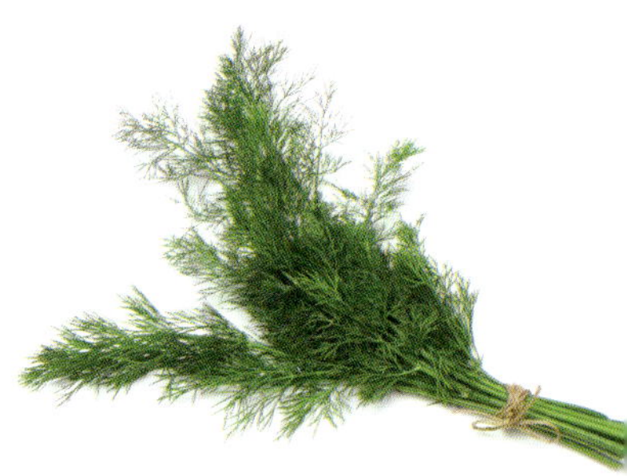

Mädesüß (Filipendula ulmaria)

Das Mädesüß wird auch pflanzliches Aspirin genannt und gehört zur Familie der Rosengewächse. Das enthaltene Salicylaldehyd ist ein entzündungshemmender Wirkstoff, dementsprechend wird das Mädesüß gerne bei Erkältungskrankheiten und Grippe zum Einsatz gebracht. Aber auch als Magenmittel wird es empfohlen. Lonicerus schrieb bereits im 16. Jahrhundert in seinem Kräuterbuch: „... das Pulver der Wurzel dient denjenigen, die einen kalten Magen haben und nicht gut verdauen können." Die Blüten der Pflanze schmecken nach Mandeln und Vanille und können zum Aromatisieren von Süßspeisen, Salaten und Gemüsegerichten verwendet werden.

Kümmel (Carum carvi)

Kümmel gehört wie Fenchel, Dill und Anis zur Familie der Doldenblütler und ist jenes Gewürz, das selbst in „gewürzfaulen" Küchen unserer Breiten noch recht häufig anzutreffen ist. Seine Hauptwirkstoffe sind die ätherischen Öle Carvon und Limonen. Die Samen der Pflanze werden als Gewürz und Heilpflanze eingesetzt und wirken windtreibend, stark krampflösend, antiseptisch auf den Verdauungstrakt und verdauungsfördernd. Kümmel wird bei Blähungen, Völlegefühl, Krämpfen von Magen, Darm und Galle und bei nervösen Beschwerden von Herz und Magen empfohlen.

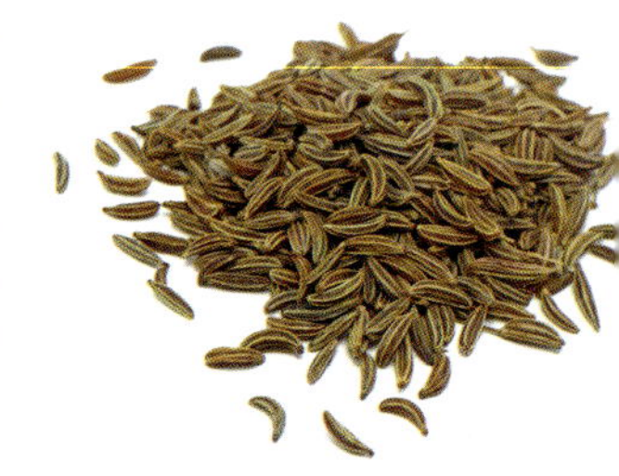

Beachtlich ist auch seine pilzhemmende Eigenschaft. Aufgrund all dieser Qualitäten wird der Kümmel in der traditionellen Küche gerne bei schweren und blähenden Speisen zum Einsatz gebracht. 2016 wurde der Kümmel von den Wissenschaftlern der Universität Würzburg sogar zur Heilpflanze des Jahres gekürt.

Jede/-r is(s)t anders

Sowohl aus westlicher wie auch aus östlicher Sicht ist es also ratsam, die Probleme, die ein Reizmagen verursacht, sehr individuell zu betrachten. Wir Menschen sind nun einmal verschieden und ernst zu nehmende Ärzte/-innen und Therapeuten/-innen haben längst begriffen, dass eine so komplexe Funktion wie unsere Verdauung, an der unser Magen maßgeblich beteiligt ist, ebenso differenziert verstanden werden muss. Wenn Sie Ihre Leiden nicht selbst in den Griff bekommen, wenden Sie sich an versierte Expertinnen und Experten, die über den Tellerrand der Massen-Pharmaempfehlungen hinausschauen können und Ihnen beim ersten Auftauchen von Magenproblemen nicht einzig mit dem Rezeptblock zur Seite stehen ...

Im folgenden Rezeptteil finden Sie eine Vielzahl an schmackhaften Rezepten, die allesamt Magen und Darm schonen und stärken können. Allerdings ist nach individueller Situation auszuwählen, welches der Rezepte im Einzelfall besonders passend ist. Lernen Sie, auf Ihren Körper zu hören und nehmen Sie sich vor allem ausreichend Zeit zum heilsamen Genießen.

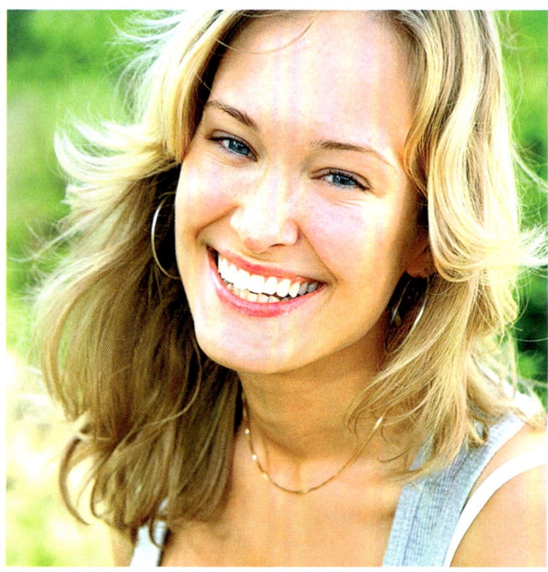

Literaturliste

Propädeutik der Chinesischen Diätetik, J. Kastner, Hippokrates
Chinesische Diätetik, Ute Engelhardt-Leeb und Carl-Hermann Hempen, Urban & Fischer Verlag
Die Wandlungsphasen der traditionellen chinesischen Medizin, Udo Lorenzen, Andreas Noll, Müller & Steinicke
Leitfaden Chinesische Phytotherapie, Carl-Hermann Hempen, Toni Fischer, Urban & Fischer Verlag
Westliche Kräuter aus Sicht der Traditionellen Chinesischen Medizin, Florian Ploberger, Bacopa
Healing kitchen für den modernen Alltag, Anja Haider-Wallner, Ulli Zika, Maudrich
Ein Lob der Magensäure, Jonathan V. Wright, M. D. & Lame Lenard, MobiWell
Richtig essen bei Reflux und Sodbrennen, Dr. Martin Riegler, Andrea Grossmann, Kneipp Verlag
Vital und schlank mit Bitterstoffen, Christiane Holler, Kneipp Verlag
Natürliche Antibiotika aus Wildpflanzen und Heilkräutern, Jürgen Schneider, Kneipp Verlag
Enzyklopädie der Wildpflanzen, Margot Fischer, Weltbild Verlag
BALANCEfood, Dr. Wolfgang Lalouschek, Ulli Zika, Kneipp Verlag
Kraftsuppen und Eintöpfe, Ulli Zika, Kneipp Verlag
Was meinem Darm guttut, Dr. Gerhard Wallner, Ulli Zika, Kneipp Verlag

Warmes Frühstück

Reis-Congee-Variationen
Pikantes Haferflockensüppchen mit frischen Kräutern
Curry-Haferbrei
Hildegards Habermus mit Birnen und Mandeln
Overnight-Vanille-Oats mit frischen Beeren und Walnüssen
Rührei auf mexikanische Art

Reis-Congee-Variationen

GRUNDREZEPT

Vollkornreis und Wasser im Verhältnis 1:10 für rund 4–5 Stunden auf kleiner Flamme kochen, bis der Reis vollständig zerkocht ist und das Congee eine sämige Konsistenz hat.
Für 2 Portionen brauchen Sie etwa 50 g Vollkornreis und 500 ml Wasser.
Diesen Brei können Sie in Schraubgläsern bis zu 1 Woche im Kühlschrank aufbewahren und in verschiedenen Variationen abwandeln bzw. weiterverarbeiten.

vegan ✓ glutenfrei ✓ laktosefrei ✓

Süße Variationen

Vanille-Kokos-Congee

ZUTATEN
für 2 Portionen

2 Portionen Vollkornreis-Congee
1 Schuss Kokosmilch
Kokosblütenzucker nach Bedarf
1 Prise Bourbon-Vanillemark
1 Handvoll Pistazien, gehackt

Reis-Congee laut Grundrezept zubereiten und dann mit Kokosmilch, etwas Kokosblütenzucker und Vanillemark verfeinern. Mit Pistazien bestreut servieren.

vegan ✓ glutenfrei ✓ laktosefrei ✓

Apfel-Zimt-Congee

ZUTATEN
für 2 Portionen

2 Portionen Vollkornreis-Congee
1 Apfel, geschält
1 Prise Zimt
Honig nach Geschmack
1 EL Haselnüsse, gerieben

Reis-Congee laut Grundrezept zubereiten, den Apfel hineinreiben. Nochmals kurz erwärmen und mit Zimt und Honig abschmecken. Mit geriebenen Haselnüssen bestreut servieren.

vegetarisch ✓ glutenfrei ✓ laktosefrei ✓

Gemüse-Congee

ZUTATEN
für 2 Portionen

2 Portionen Vollkornreis-Congee
1 Karotte
1 Frühlingszwiebel
1 Handvoll frische Sprossen
etwas Sojasauce oder Tamari

Reis-Congee laut Grundrezept zubereiten. Karotte schälen und in sehr kleine Würfelchen schneiden. Frühlingszwiebel von Wurzel- und verdorrten Enden befreien und in sehr feine Ringe schneiden. Karottenwürfelchen im Congee weich garen, Frühlingszwiebel und Sprossen beifügen und mit Sojasauce oder Tamari abschmecken.

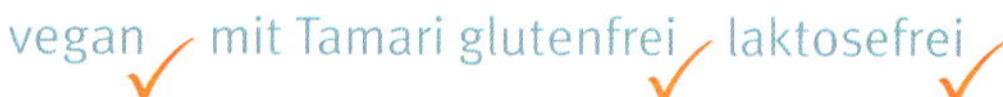

Pikante Variationen

Safran-Fisch-Congee mit Fenchel

ZUTATEN
für 2 Portionen

2 Portionen Vollkornreis-Congee
1 Prise Safran
1/2 Fenchelknolle
bei Bedarf 1 TL Butterschmalz
100 g Fischfilet nach Wahl
Meersalz
bunter Pfeffer aus der Mühle

Reis-Congee laut Grundrezept zubereiten. Safran im Mörser zu einem Pulver mahlen und in das Congee einrühren – es sollte eine sattgelbe Farbe bekommen. Fenchel von äußeren braunen Stellen befreien und in feine Streifen oder Würfel schneiden. Diese im Safran-Congee weich dünsten (oder in etwas Butterschmalz dünsten und dann zum Congee geben). Anschließend das Fischfilet in kleine Würfel schneiden, zum Congee geben und ebenfalls weich garen. Mit Salz und Pfeffer abschmecken.

glutenfrei ✓ laktosefrei ✓

Pikantes Haferflockensüppchen mit frischen Kräutern

ZUTATEN
für 2 Portionen

500 ml Gemüsesuppe
40 g Haferflocken
1 TL Kreuzkümmel, gemahlen
1 Prise Asa foetida
Salz
1 Handvoll frischer Kerbel
1 Handvoll frischer Dill

Gemüsesuppe zum Kochen bringen und Haferflocken einrühren. Mit Kreuzkümmel, Asa foetida und Salz würzen und auf kleiner Flamme köcheln, bis sich die Haferflocken aufgelöst haben und die Suppe eingedickt ist. Frische Kräuter waschen, hacken und in die Suppe rühren. Heiß servieren.

Hafer ist mit seinen Schleimstoffen ein bewährtes Getreide bei Magenproblemen. Mehr dazu erfahren Sie auf S. 25.

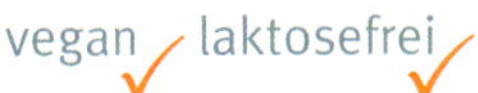

Curry-Haferbrei

ZUTATEN
für 2 Portionen

1 TL Kümmelsamen
1 TL Fenchelsamen
1 Frühlingszwiebel
1 kleines Stück Ingwer
1 kleines Stück frische Kurkumawurzel, alternativ 1 TL Kurkuma, gemahlen
1 EL Kokosöl
8 EL feinblättrige Haferflocken
1 Schuss Sojasauce oder Tamari
Saft von 1/2 Zitrone
1 EL schwarzer Sesam

Kümmel- und Fenchelsamen in einen Teefilter füllen und mit 500 ml heißem Wasser aufgießen. 10–15 Minuten ziehen lassen.

Frühlingszwiebel putzen und fein hacken, Ingwer und Kurkuma raspeln. Kokosöl in einem Topf erhitzen, Frühlingszwiebel, Ingwer und Kurkuma beifügen und kurz anbraten. Haferflocken beifügen und alles mit dem Kümmel-Fenchel-Tee aufgießen. Auf kleiner Flamme so lange aufkochen, bis die Haferflocken weich und etwas eingedickt bzw. breiartig sind (je nach gewünschter Konsistenz etwas mehr oder weniger Tee oder heißes Wasser zufügen).

Nach Geschmack mit Sojasauce oder Tamari und 1 Spritzer Zitronensaft abschmecken. Mit schwarzem Sesam bestreut servieren.

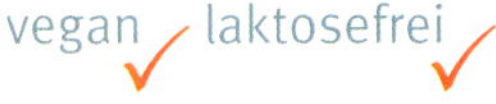

Hildegards Habermus mit Birnen und Mandeln

ZUTATEN
für 2 Portionen

1 Birne, alternativ 1 Apfel
1 Tasse Dinkelflocken
Schalenabrieb von 1 Bio-Zitrone
1 Prise Galgant
1 Prise Zimt
Honig nach Geschmack
1 Handvoll Mandelstifte

Birne in kleine Würfelchen schneiden. Dinkelflocken und Birnenwürfel mit 2 Tassen Wasser 5–10 Minuten auf mittlerer Flamme zu einem Brei kochen. Mit etwas Zitronenschalenabrieb, Galgant und Zimt würzen. Vom Herd nehmen und in eine Schüssel umfüllen. Nach Geschmack mit Honig süßen.

Mandelstifte in einer Pfanne ohne Fett trocken rösten und das Habermus damit bestreuen.

In Bioläden und Reformhäusern gibt es auch fertige Habermusmischungen zu kaufen – diese müssen nur mehr mit heißem Wasser aufgekocht und nach Bedarf mit Honig gesüßt werden.

vegetarisch ✓ laktosefrei ✓

Overnight-Vanille-Oats mit frischen Beeren und Walnüssen

ZUTATEN
für 2 Portionen

1/2 Bourbon-Vanilleschote
240 ml Wasser, alternativ Milch bzw. Hafer- oder Dinkelmilch
100 g Haferflocken
1 Handvoll frische Beeren
1 Handvoll Walnüsse
optional: 1 TL Honig

Vanillemark aus der Schote kratzen und in das Wasser einrühren. Mit Haferflocken vermischen und über Nacht einweichen. Am nächsten Morgen mit frischen Beeren und gehackten Walnüssen genießen – bei Bedarf mit ein wenig Honig süßen.

ohne Milch und Honig vegan ✓ ohne Milch laktosefrei ✓

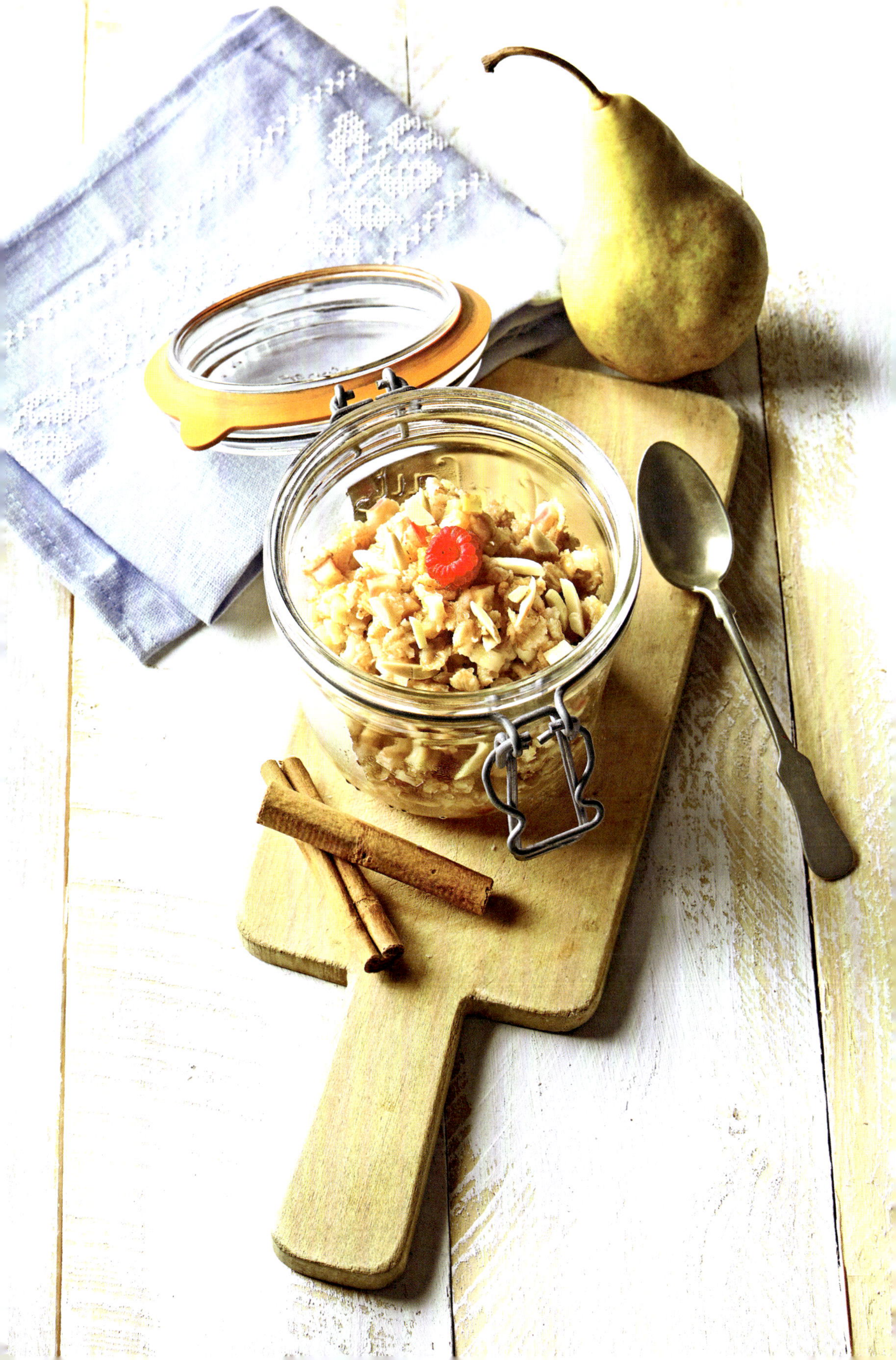

Rührei auf mexikanische Art

ZUTATEN
für 2 Portionen

1 Avocado (nicht zu weich)
1 Tomate
3 Eier
etwas Pflanzenöl
1 Bund Koriandergrün, abgezupft
Salz
Pfeffer aus der Mühle
Saft von 1/2 Limette
optional: 1 kleines Stück harter Ziegenkäse und/oder Chili

Avocado halbieren und schälen. Fruchtfleisch in Würfel schneiden. Eine feste Tomate ebenfalls in mundgerechte Stücke schneiden.

Eier verquirlen. Öl in einer Pfanne erhitzen und die Avocado darin ansautieren. Tomatenstücke ebenfalls kurz mitbraten. Eier beifügen und unter ständigem Rühren rund 2–3 Minuten, je nach gewünschter Konsistenz, auf kleiner Hitze stocken lassen. Mit Koriandergrün bestreuen und mit Salz und Pfeffer abschmecken. Mit etwas Limettensaft beträufeln und heiß servieren.

Optional mit geriebenem Ziegenkäse und/oder gehackter Chili bestreuen.

vegetarisch ✓ glutenfrei ✓ ohne Käse laktosefrei ✓

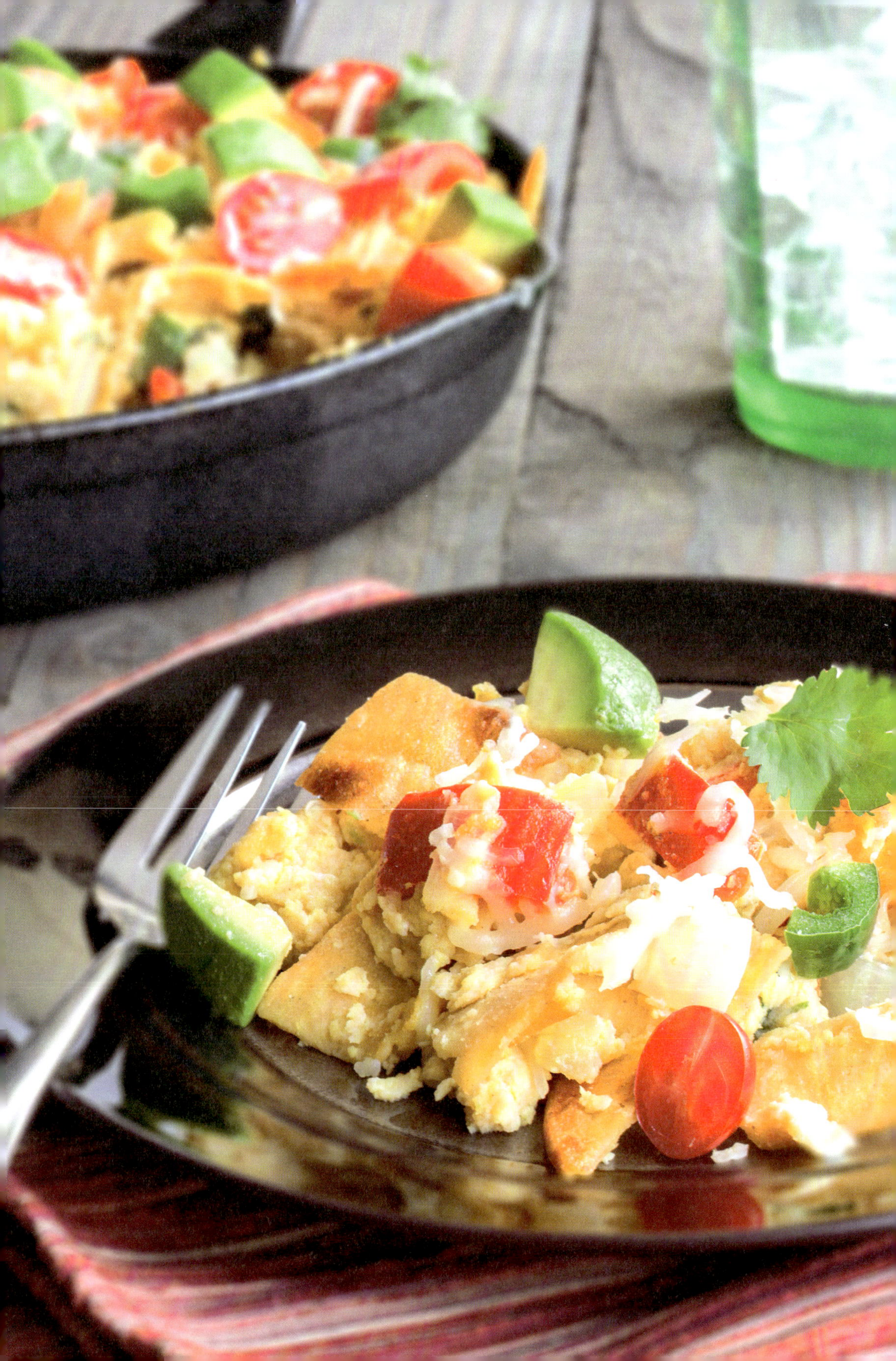

Suppen

Chinesische Hühnerkraftsuppe
Fenchel-Dinkelgrieß-Suppe
Gemüsesuppe mit Kudzu
Bunter Rüben-Rindsuppen-Topf
Kraut-und-Rüben-Suppe mit Bohnen
Broccolicremesuppe mit Pinienkernen
Rote-Rüben-Cremesuppe mit Dinkelcroûtons
Zitroniges Erbsen-Cremesüppchen mit pochiertem Ei
Champignon-Kartoffel-Cremesuppe de luxe
Süßkartoffel-Karotten-Cremesuppe
Gelbe Zucchini-Senf-Cremesuppe
Karfiolcremesuppe mit Cashewkernen und Leinöl
Fenchelschaumsuppe mit Safran und Lachsforellenstreifen

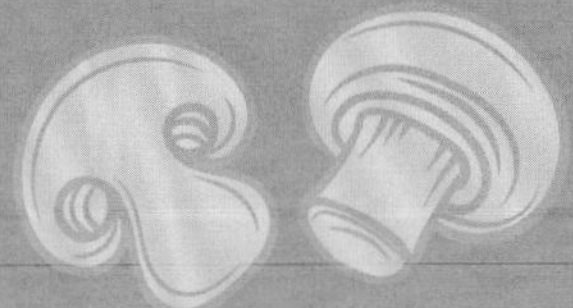

Chinesische Hühnerkraftsuppe

ZUTATEN
für 4–6 Portionen

mit Tamari glutenfrei ✓ laktosefrei ✓

2 Karotten
2 Gelbe Rüben
1/2 Sellerieknolle
1 Petersilienwurzel
1 Stange Lauch
1/2 Bio-Suppenhuhn und/oder diverse Hühnerkarkassen
1 Handvoll rote chinesische Datteln aus der Apotheke
1 Handvoll getrocknete Gojibeeren
1 dicke Scheibe frischer Ingwer
3 Wacholderbeeren
3 Pimentkörner
3 Gewürznelken
3 Pfefferkörner
1 Lorbeerblatt
1 Bund Petersilie
1 Zweig frischer Thymian
Salz
2 l kaltes Wasser
Sojasauce oder Tamari zum Abschmecken

Gemüse und Huhn waschen. Das Huhn zerlegen. Alle Zutaten – außer Tamari oder Sojasauce – in kaltem Wasser ansetzen. Einmal aufkochen lassen, die Hitze reduzieren. Nach 1 Stunde Kochzeit einen Teil der Brust und Keulenstücke auslösen. Das fertig gegarte Fleisch in Würfelchen schneiden und beiseitestellen, den Rest wieder zurück in den Suppentopf geben und auf kleiner Flamme insgesamt 3–6 Stunden auskochen. Nach Ende der Kochzeit alles abseihen. Die Fleischwürfel in der Suppe erwärmen. Suppe mit Sojasauce oder Tamari abschmecken.

Als zusätzliche Einlage passt frisches Gemüse nach Wahl (z. B. Mangoldstreifen, Sojasprossen, Erbsen, Karottenstifte etc.). Kochen Sie es einfach in der Suppe weich.

Sie können auch andere chinesische Heilkräuter mitkochen. Diese sind in Apotheken, die auf TCM-Kräuter spezialisiert sind, erhältlich und können konkret auf Ihre individuellen Ungleichgewichte abgestimmt werden (siehe auch „Der Magen in der TCM“ ab S. 19).

Fenchel-Dinkelgrieß-Suppe

ZUTATEN
für 2 Portionen

1 Fenchelknolle
1 EL Butter oder Olivenöl
500 ml Gemüsesuppe
2 EL Dinkelgrieß
1 Prise Muskat
1 Prise Galgant, gemahlen
Salz

Fenchel waschen, Stielansatz entfernen, Fenchelgrün abschneiden. Fenchelknolle fein hacken. Fenchelgrün ebenso fein hacken und beiseitestellen.

Butter in einem Topf schmelzen bzw. Olivenöl erhitzen. Gehackte Fenchelknolle darin andünsten. Mit Gemüsesuppe aufgießen, Dinkelgrieß einrühren. Die Suppe aufkochen, etwas ziehen lassen und mit Muskat, Galgant und Salz abschmecken. Mit dem Fenchelgrün bestreut servieren.

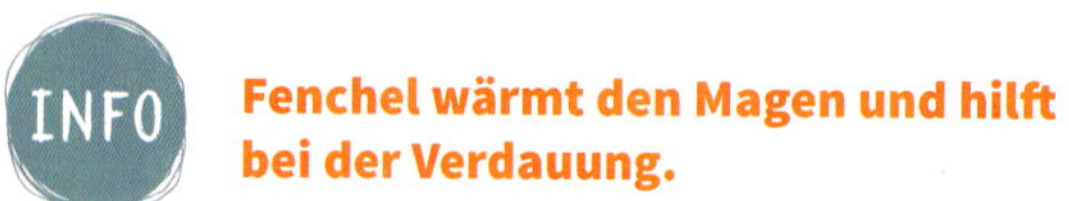

Fenchel wärmt den Magen und hilft bei der Verdauung.

vegetarisch (mit Olivenöl vegan) ✓ laktosearm ✓

Gemüsesuppe mit Kudzu

ZUTATEN
für 2 Portionen

1 Frühlingszwiebel
1/2 cm Ingwer
80 g Austernpilze
1 Karotte
500 ml Gemüsesuppe (oder Wasser)
1 Wakame-Alge
1/2 TL Umeboshi-Würze
1 Schuss Tamari oder Sojasauce
1 EL Kudzu

Frühlingszwiebel putzen, von strohigen Enden befreien und in feine Scheiben schneiden. Ingwer fein raspeln. Austernpilze von harten Stielen befreien und in mundgerechte Streifen schneiden. Karotte schälen und in feine Streifen schneiden.

Die Gemüsesuppe zum Kochen bringen. Austernpilze und Karotte beifügen, Ingwer und die Wakame-Alge dazugeben und alles so lange kochen, bis das Gemüse weich ist. Umeboshi-Würze einrühren, mit Tamari oder Sojasauce abschmecken.

Kudzu in wenig kaltem Wasser auflösen und die Suppe damit binden. Nur kurz aufwallen lassen und dann, mit der Frühlingszwiebel bestreut, rasch servieren.

Umeboshi sind in Salz eingelegte japanische Früchte, die fermentiert werden. Sie wirken antibakteriell und werden traditionellerweise u. a. bei Verdauungsproblemen erfolgreich eingesetzt. Informationen über Kudzu finden Sie auf S. 27. Algen, Kudzu und Umeboshi-Würze sind in Reformhäusern erhältlich.

vegan ✓ mit Tamari glutenfrei ✓ laktosefrei ✓

Bunter Rüben-Rindsuppen-Topf

ZUTATEN
für 4 Portionen

---

1 Scheibe Knollensellerie
1 Petersilienwurzel
100 g Rote Beten (Rote Rüben)
100 g Karotten
100 g Kartoffeln
100 g Weißkohl (Weißkraut)
2 Tomaten
400 g Suppenfleisch vom Rind
3 Rindsuppenknochen
1 Zwiebel
1 Knoblauchzehe
1 Lorbeerblatt
3 Wacholderbeeren
1 Bund Petersilie
Salz
Pfeffer aus der Mühle

Das Gemüse waschen und mit der Gemüsebürste putzen.
1,5 l Wasser zum Kochen bringen, Rindfleisch, Knochen, Zwiebel und Knoblauch samt Schale, Knollensellerie, Petersilienwurzel, Lorbeer und Wacholderbeeren darin rund 1,5–2 Stunden auf kleiner Flamme kochen. Die Suppe abseihen und das Fleisch beiseitestellen.

Rote Beten, Karotten und Kartoffeln schälen und in kleine Stücke schneiden. Kohl in Streifen schneiden, Tomaten vom Strunk befreien und ebenfalls in kleine Stücke schneiden. Das Gemüse in der Rindsuppe weichkochen.

Dann das gekochte Rindfleisch in mundgerechte Stücke schneiden und in die heiße Suppe geben. Alles nochmals aufkochen lassen. Dill hacken. Die Suppe mit Salz und Pfeffer abschmecken.

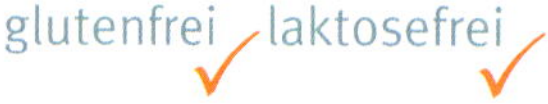

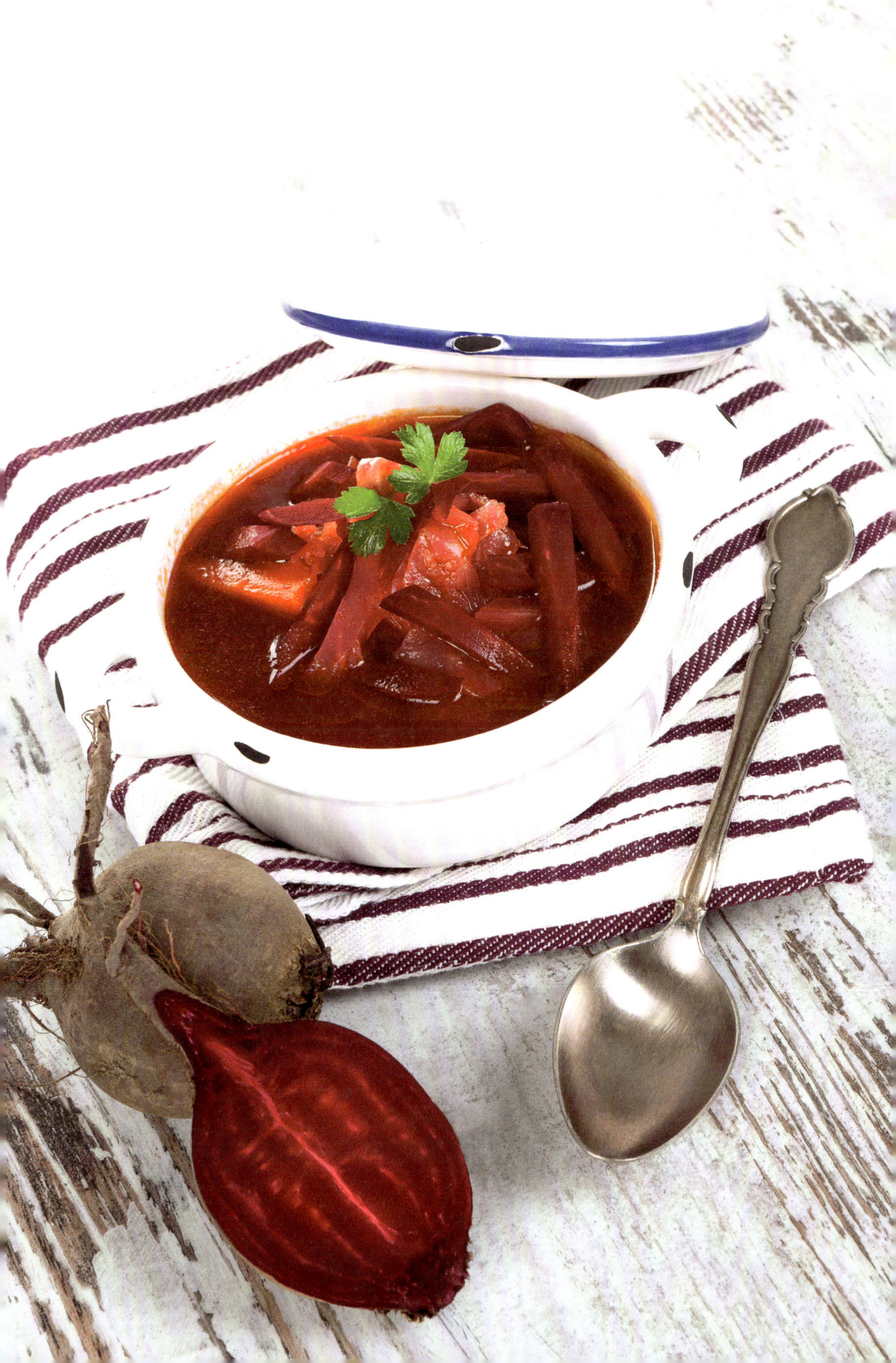

Kraut-und-Rüben-Suppe mit Bohnen

ZUTATEN
für 2 Portionen

2 Knoblauchzehen
1 rote Zwiebel
2 Karotten
1/4 kleiner Weißkohlkopf (Weißkrautkopf)
1/4 kleiner Grünkohl
1 rote Paprika
etwas Olivenöl extra vergine
1/2 TL Kümmelsamen, gemahlen
1/2 TL Kreuzkümmel, gemahlen
1,5 TL Paprikapulver
1 EL Tomatenmark
700 ml Suppe
1 TL getrockneter Majoran
240 g gekochte Bohnen
1 Schuss Balsamicoessig
Salz
schwarzer Pfeffer aus der Mühle
1 Bund Petersilie

Knoblauch, Zwiebel und Karotten schälen. Zwiebel und Knoblauch fein hacken, Karotten raspeln. Weiß- und Grünkohl waschen, von Strunk und welken Blättern befreien und in Streifen schneiden. Paprika von Stiel, Kernen und Seitenwänden befreien und in feine Streifen schneiden.

Olivenöl in einem Kochtopf erhitzen. Zwiebel, Knoblauch und Karotten darin anrösten. Paprika und Kohl dazugeben. Mit Kümmel, Kreuzkümmel und Paprikapulver würzen, das Tomatenmark beifügen und kurz mitrösten. Mit der Suppe aufgießen. Majoran dazugeben und alles so lange auf kleiner Flamme kochen, bis das Gemüse weich ist. Dann die gegarten Bohnen dazugeben und mit Balsamicoessig, Salz und Pfeffer abschmecken.

Petersilie waschen, abzupfen und fein hacken. Die heiße Suppe mit gehackter Petersilie bestreuen und heiß servieren.

mit Gemüsesuppe vegan ✓ glutenfrei ✓ laktosefrei ✓

Broccolicremesuppe mit Pinienkernen

ZUTATEN
für 2 Portionen

1 kleiner Broccoli
1 weiße Zwiebel
1 mehlige Kartoffel
etwas Olivenöl extra vergine
500 ml Gemüse- oder Hühnersuppe
1 Handvoll Pinienkerne
1 Schuss Schlagsahne (Schlagobers), alternativ pflanzliche Sahne wie Sojacuisine, Dinkelcuisine o. Ä.
Saft und Schalenabrieb von 1 Bio-Zitrone
Salz
Pfeffer aus der Mühle
1 Schuss Leinöl

Broccoli waschen und grob zerteilen. Zwiebel schälen und hacken. Kartoffel schälen und in kleine Stücke schneiden. Etwas Olivenöl in einem Topf erhitzen und die Zwiebel darin andünsten. Broccoli und Kartoffel dazugeben, mit Gemüsesuppe aufgießen.

Das Gemüse weichkochen, ein paar der Pinienkerne sowie Schlagsahne beifügen, dann fein pürieren. Mit etwas Zitronensaft und Schalenabrieb aromatisieren, mit Salz und Pfeffer abschmecken und mit Leinöl verfeinern. Mit den restlichen Pinienkernen bestreuen und heiß servieren.

mit Gemüsesuppe vegetarisch ✓ glutenfrei ✓ mit pflanzlicher Sahne laktosefrei ✓

Rote-Rüben-Cremesuppe mit Dinkelcroûtons

ZUTATEN
für 2 Portionen

Für die Suppe:
200 g Rote Beten (Rote Rüben)
1/2 Karotte
1/2 kleine Fenchelknolle
etwas Butter, alternativ Pflanzenöl
500 ml Gemüse- oder Hühnersuppe
1/2 TL Kümmelsamen, gemahlen
1 Schuss Schlagsahne (Schlagobers), alternativ pflanzliche Sahne wie Sojacuisine, Hafercuisine o. Ä.
Salz

Für die Dinkelcroûtons:
1 Scheibe Dinkeltoast
1 Klecks Butter, alternativ Olivenöl

Rote Beten und Karotte schälen und in kleine Würfelchen bzw. Scheibchen schneiden. Fenchel waschen und in Stücke schneiden. Alles in etwas Butter andünsten, mit Suppe aufgießen und mit Kümmel würzen. So lange kochen, bis das Gemüse weich ist. Die Suppe pürieren und einen Schuss Schlagsahne beifügen. Mit Salz abschmecken.

Für die Croûtons das Dinkelweißbrot in Würfelchen schneiden und diese in Butter knusprig braten.
Die Suppe mit den Croûtons servieren.

mit Gemüsesuppe vegetarisch ✓ mit pflanzlicher Sahne und Olivenöl laktosefrei ✓

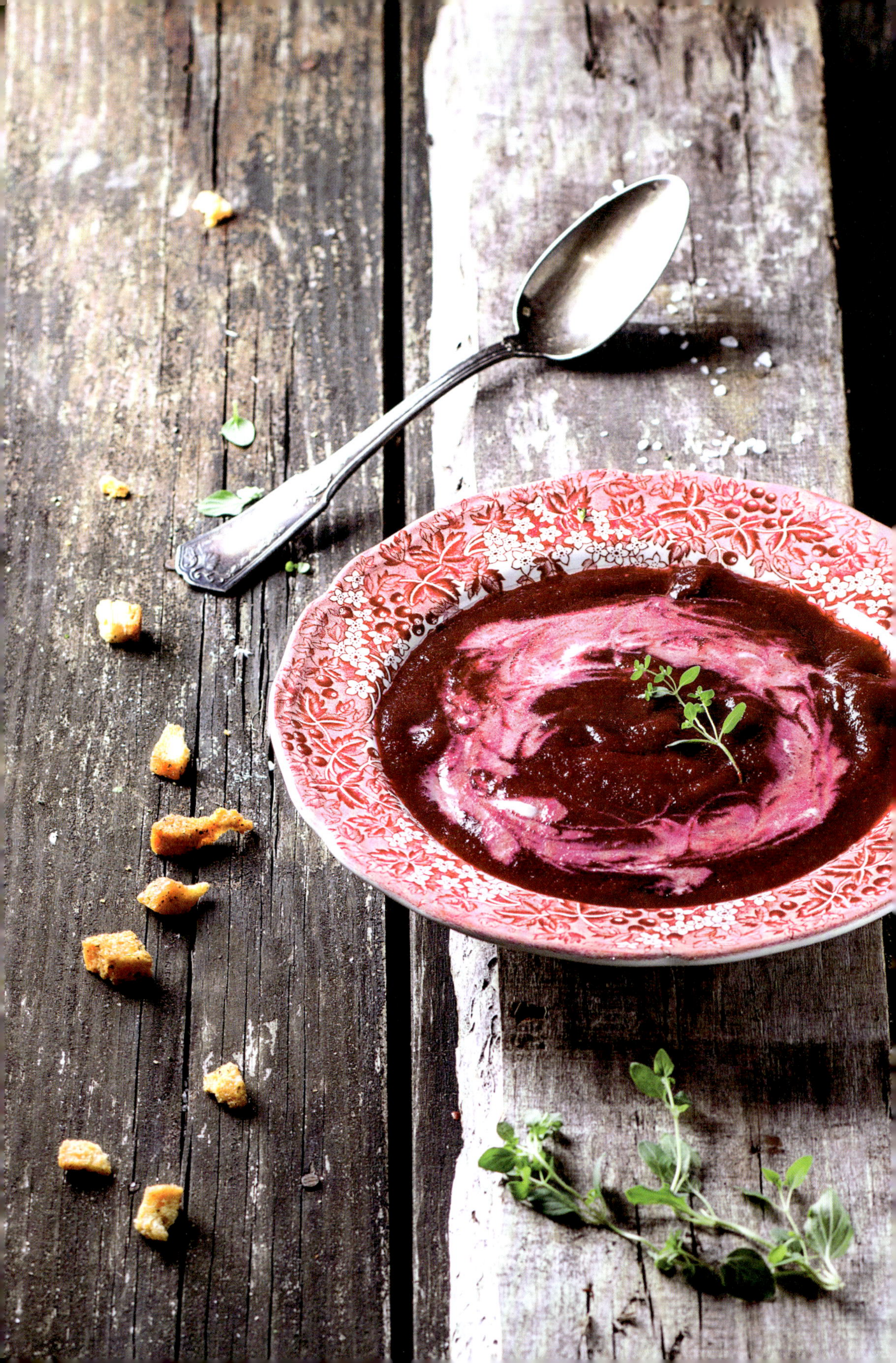

Zitroniges Erbsen-Cremesüppchen mit pochiertem Ei

ZUTATEN
für 2 Portionen

Für die Suppe:
1 mittelgroße mehlige Kartoffel
50 g Zuckererbsenschoten
1 kleine Zwiebel
etwas Olivenöl extra vergine
120 g Tiefkühl-Erbsen
400 ml Gemüsesuppe
1 Schuss pflanzliche Sahne (Hafercuisine, Sojacuisine o. Ä.)
Schalenabrieb und Saft von 1 Bio-Zitrone
Salz
Pfeffer aus der Mühle

Für die Einlage:
30 g Tiefkühl-Erbsen
20 g Zuckererbsenschoten
2 frische Eier
1 Schuss Essig

Kartoffel schälen und in kleine Stücke schneiden. Zuckererbsenschoten waschen, Stielansätze und gegebenenfalls strohige Fäden entfernen.

Zwiebel schälen, fein hacken und in Öl anschwitzen. Tiefkühl-Erbsen, Zuckererbsenschoten und Kartoffeln dazugeben und mit der Gemüsesuppe aufgießen. Alles weich kochen, dann mit dem Stabmixer zerkleinern. Die pflanzliche Sahne einmixen, mit reichlich Zitronenschalenabrieb und etwas Zitronensaft aromatisieren. Mit Salz und Pfeffer würzen.

Für die Einlage Tiefkühl-Erbsen und Zuckererbsenschoten in einem Topf mit Dämpfeinsatz weich dämpfen oder kurz in kochendem Salzwasser blanchieren und abseihen. Währenddessen möglichst frische Eier einer Kaffeetasse einzeln aufschlagen. Wasser mit Salz und 1 Spritzer Essig zum Sieden, aber nicht Sprudeln, bringen. Nun ein aufgeschlagenes Ei aus der Kaffeetasse zügig ins Wasser gleiten lassen, das Eiweiß mit zwei Löffeln vorsichtig an das Eigelb drücken, damit es nicht ausfranst. Nach 2–4 Minuten (je nach gewünschter Konsistenz) mit einer Schaumkelle herausheben. Das zweite Ei gleichermaßen zubereiten.
Die Suppe mit den pochierten Eiern und der Gemüseeinlage servieren.

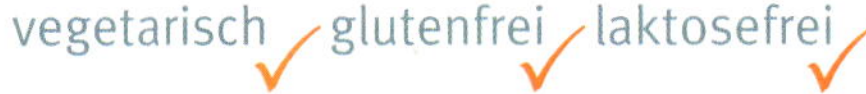

Champignon-Kartoffel-Cremesuppe de luxe

ZUTATEN
für 2 Portionen

5 g getrocknete Steinpilze
1 Schalotte
1 mehlige Kartoffel
250 g helle Champignons
etwas Olivenöl extra vergine
500 ml Gemüse- oder Hühnersuppe
1 Schuss Schlagsahne (Schlagobers), alternativ pflanzliche Sahne wie Sojacuisine, Hafercuisine o. Ä.
Salz
Pfeffer aus der Mühle
Saft und Schalenabrieb von 1 Bio-Zitrone
1 Schuss Trüffelöl
1 Handvoll Kresse

Steinpilze in etwas Wasser einlegen. Schalotte schälen und fein hacken, Kartoffel schälen und in Stücke schneiden. Champignons putzen und grob schneiden, ein paar ganze Champignons für die Einlage beiseitegeben.

Schalotte und Champignons in Olivenöl anrösten, mit der Suppe aufgießen. Steinpilze und Kartoffel beifügen und alles weich kochen. Schlagsahne beifügen. Die Suppe mit dem Stabmixer pürieren, mit Salz, Pfeffer, Zitronensaft und Schalenabrieb sowie Trüffelöl abschmecken.

Champignons für die Einlage in dünne Scheiben schneiden und in etwas Olivenöl knusprig braten. Die Suppe mit den gebratenen Pilzen und etwas Kresse bestreut servieren.

mit Gemüsesuppe vegetarisch ✓ mit pflanzlicher Sahne laktosefrei ✓

Süßkartoffel-Karotten-Cremesuppe

ZUTATEN
für 2 Portionen

50 g Schalotten
7 g Ingwer
200 g Süßkartoffeln
250 g Karotten
1 TL Kokosöl
500 ml Gemüsesuppe
1 Prise Asa foetida
1 Prise Bockshornkleesamen, gemahlen
1/2 TL Kurkuma, frisch oder gemahlen
1 Lorbeerblatt
1 Schuss pflanzliche Sahne (Mandelcuisine, Soja-cuisine o. Ä.)
2 Frühlingzwiebeln
Saft von 1/2 Limette
Salz

Schalotten und Ingwer schälen und grob hacken. Süßkartoffeln und Karotten schälen und ebenfalls grob zerkleinern.

Kokosöl erhitzen, Schalotten darin andünsten, Süßkartoffeln, Karotten und Gewürze beifügen und mit Gemüsesuppe aufgießen. Lorbeerblatt dazugeben und alles weich kochen. Lorbeerblatt entfernen.

Die Suppe mit dem Stabmixer pürieren und mit pflanzlicher Sahne verfeinern. Frühlingszwiebeln von verdorrten Enden befreien und in Ringe oder Streifen schneiden.

Die Suppe mit Salz und etwas Limettensaft abschmecken und mit Frühlingszwiebeln bestreut servieren.

vegan ✓ glutenfrei ✓ laktosefrei ✓

Gelbe Zucchini-Senf-Cremesuppe

ZUTATEN
für 2 Portionen

100 g Frühlingszwiebeln
200 g gelbe Zucchini
100 g Kartoffeln
etwas Olivenöl
400 ml Gemüsesuppe
1 EL Dijonsenf
50 ml Schlagsahne (Schlagobers), alternativ pflanzliche Sahne wie Sojacuisine, Hafercuisine o. Ä.
1 Prise Muskat
etwas Saft und Abrieb von 1 Bio-Zitrone
Salz
Pfeffer

Frühlingszwiebeln waschen, Wurzeln und verdorrte Enden wegschneiden. Den weißen Teil grob zerkleinern, vom grünen Teil ein paar dünne Ringe abschneiden und beiseitelegen. Zucchini waschen, vom Stielansatz befreien und in grobe Würfel schneiden. Kartoffeln schälen und in Würfel schneiden.

Das Olivenöl in einem Topf erhitzen. Den weißen Teil der Frühlingszwiebeln darin andünsten, Zucchini und Kartoffeln beifügen, mit der Suppe aufgießen. Das Gemüse weich kochen und pürieren. Senf und Schlagsahne beifügen, nochmals aufmixen, mit Muskat, Zitronensaft und Schalenabrieb sowie Salz und Pfeffer abschmecken. Die Suppe mit ein paar grünen Frühlingszwiebelringen bestreuen und heiß servieren.

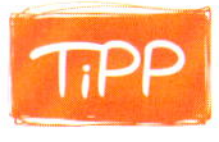

Die Suppe schmeckt auch gut mit Dinkelcroûtons (ist dann aber nicht mehr glutenfrei). Dafür 2 Scheiben Dinkelschwarzbrot in Würfel schneiden und in einer Pfanne mit heißem Olivenöl knusprig braten.

vegetarisch ✓ glutenfrei ✓ mit pflanzlicher Sahne laktosefrei und vegan ✓

Karfiolcremesuppe mit Cashewkernen und Leinöl

ZUTATEN
für 2 Portionen

1 mittelgroße Zwiebel
1/2 kleiner Blumenkohl (Karfiol)
1 mehlige Kartoffel
1 Schuss Olivenöl extra vergine
1 EL Cashewkerne
500 ml Gemüse- oder Hühnersuppe
1 Schuss Schlagsahne (Schlagobers), alternativ pflanzliche Sahne wie Sojacuisine, Hafercuisine o. Ä.
Saft und Schalenabrieb von 1 Bio-Zitrone
1 TL Koriander, gemahlen
1 Prise Muskat
Salz bzw. 1 Schuss Sojasauce oder Tamari
1 Schuss Leinöl

Zwiebel schälen und hacken. Blumenkohl waschen, von den äußeren Blättern befreien und zerteilen. Kartoffel schälen und in grobe Stücke schneiden.

Olivenöl erhitzen, Zwiebel andünsten, Blumenkohl, Cashewkerne und Kartoffel dazugeben, kurz mitdünsten und anschließend mit der Suppe aufgießen. Alles weich kochen, pürieren und mit der Schlagsahne aufmixen. Mit etwas Zitronensaft und Schalenabrieb, Koriander, Muskat und Salz bzw. Sojasauce oder Tamari abschmecken.

Vor dem Servieren mit einem Spritzer Leinöl verfeinern.

mit Gemüsesuppe vegetarisch ✓ mit Tamari glutenfrei ✓ mit pflanzlicher Sahne laktosefrei und vegan ✓

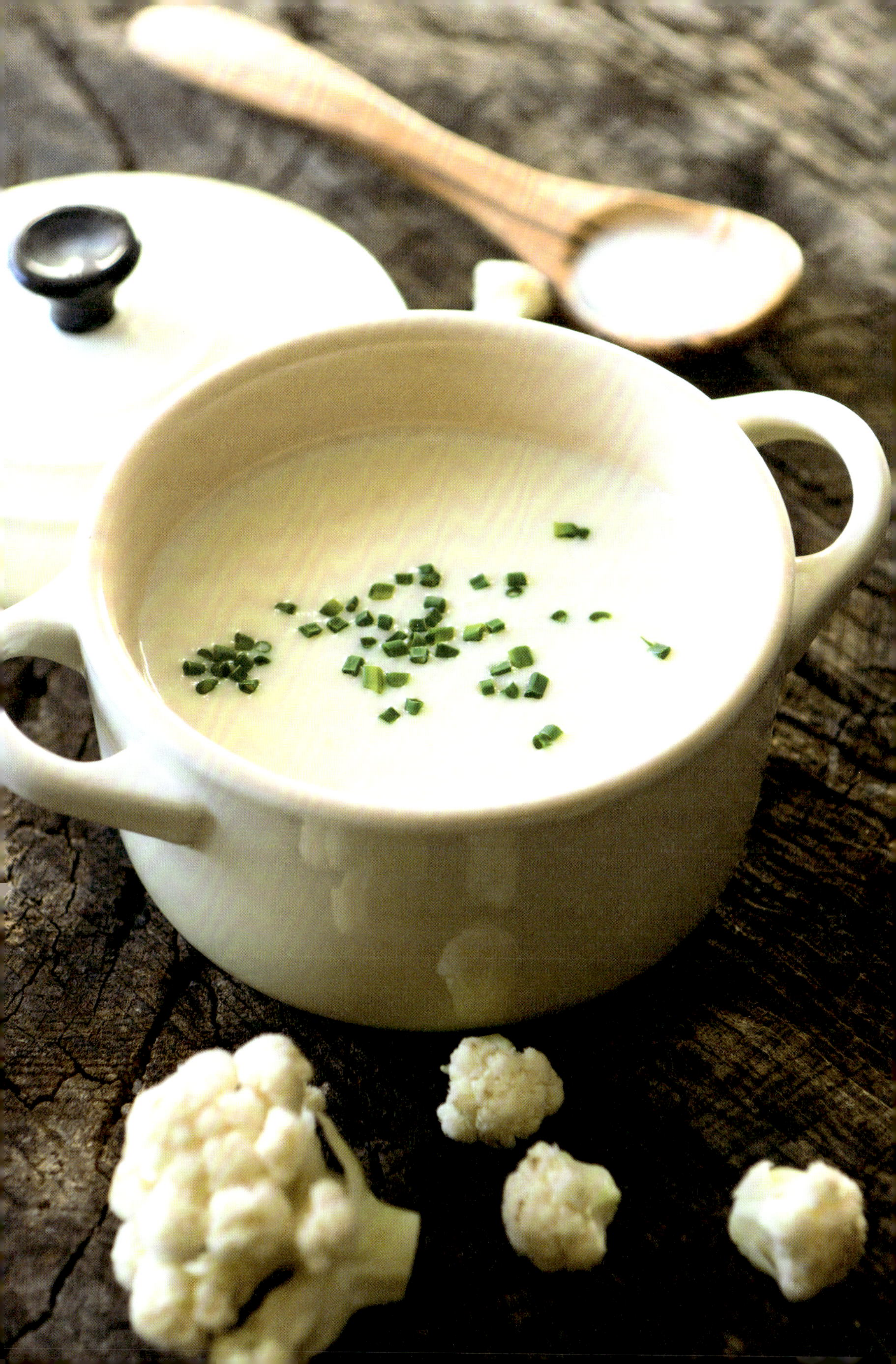

Fenchelschaumsuppe mit Safran und Lachsforellenstreifen

ZUTATEN
für 2 Portionen

2 Schalotten
1 Fenchelknolle
2 kleine mehlige Kartoffeln
etwas Olivenöl extra vergine
500 ml Gemüsesuppe
1 Lorbeerblatt
1 Prise Safranfäden
1 Schuss pflanzliche Sahne (Sojacuisine, Reiscuisine o. Ä.)
Salz
Saft und Schalenabrieb von 1 Bio-Zitrone
1 Lachsforellenfilet
1 Schuss Ouzo oder anderer Anisschnaps
bunter Pfeffer aus der Mühle

Schalotten schälen. Fenchel waschen, Stielansatz und Fenchelgrün entfernen. Kartoffeln schälen. Schalotten fein hacken, Fenchel und Kartoffeln in Würfel schneiden.

Olivenöl in einem Topf erhitzen, Schalotten darin andünsten, Fenchel und Kartoffeln dazugeben. Mit der Suppe aufgießen, das Lorbeerblatt beifügen. Safran im Mörser zu Pulver vermahlen und ebenfalls zur Suppe geben. Das Gemüse weich kochen, dann das Lorbeerblatt entfernen.

Die Suppe mit dem Stabmixer pürieren, bis sie eine cremige Konsistenz hat. Pflanzliche Sahne einrühren und abermals aufkochen lassen. Mit Salz sowie etwas Zitronensaft und Schalenabrieb abschmecken.

Das Lachsforellenfilet in Streifen schneiden, in Olivenöl kurz anbraten und mit Ouzo ablöschen, kurz einreduzieren lassen. Die Suppe in Schüsseln oder Teller gießen, die Lachsforellenstreifen einlegen und mit buntem Pfeffer bestreut servieren.

glutenfrei ✓ laktosefrei ✓

Gekochte Salate

Grüner Bohnensalat mit Halloumi und Kartoffeln
Bunter Karotten-Kürbiskern-Salat
Knackiger Curry-Karfiol mit Zitrone und Joghurt
Wilder Reissalat mit Broccoli, Minze und Erbsen
Grüner Belugalinsensalat mit Feta und Minze
Marinierte Okraschoten

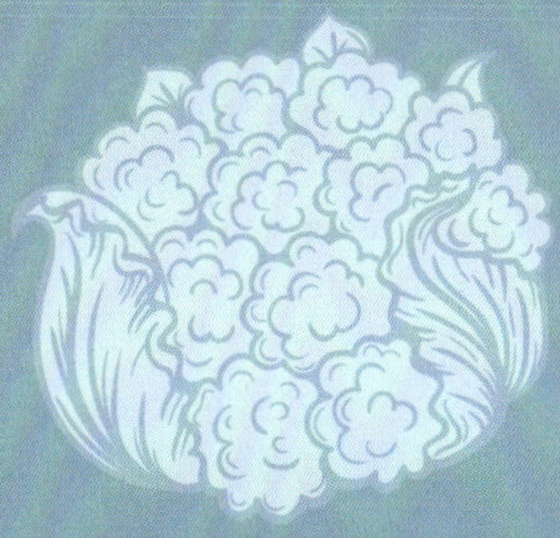

Grüner Bohnensalat mit Halloumi und Kartoffeln

ZUTATEN
für 2 Portionen

vegetarisch ✓ glutenfrei ✓

Für den Salat:
200 g kleine festkochende Kartoffeln
100 g Blattsalat Ihrer Wahl
100 g grüne Bohnen (Fisolen)
1 Stück Halloumi
etwas Olivenöl extra vergine
1 kleiner Bund Petersilie

Für das Dressing:
100 ml Olivenöl extra vergine
Schalenabrieb und etwas Saft von 1 Bio-Zitrone
1 TL Dijon-Senf
1 TL Honig
Kräutersalz
Pfeffer aus der Mühle

Kartoffeln gut bürsten und mit der Schale im Dampfgarer oder im Topf mit Dämpfeinsatz je nach Größe rund 25–30 Minuten weich dämpfen. Blattsalat waschen und in mundgerechte Stücke zupfen. Bohnen waschen. Stielansätze und Enden abschneiden, wenn vorhanden strohige Fäden entfernen. Im Topf mit Dämpfeinsatz oder im Dampfgarer je nach Größe rund 7–10 Minuten bissfest dämpfen.

Halloumi in Scheiben schneiden und in einer Pfanne mit Olivenöl anbraten, bis er leicht gebräunt ist. Petersilie waschen und fein hacken.

Alle Zutaten für das Dressing in ein Schraubglas geben und gut schütteln. Blattsalat auf flachen Tellern auflegen. Gegarte Kartoffeln halbieren und darauflegen. Gedämpfte grüne Bohnen und gebratenen Halloumi ebenfalls darüber verteilen, mit gehackter Petersilie bestreuen und mit dem Dressing marinieren. Etwas durchziehen lassen und servieren, solange die Kartoffeln und grünen Bohnen noch lauwarm sind.

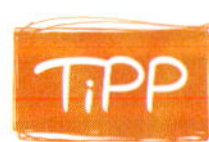

Halloumi ist ein halbfester Käse aus Kuh-, Schaf- oder Ziegenmilch. Sie erhalten ihn in großen Supermärkten sowie in griechischen, türkischen und arabischen Lebensmittelgeschäften.

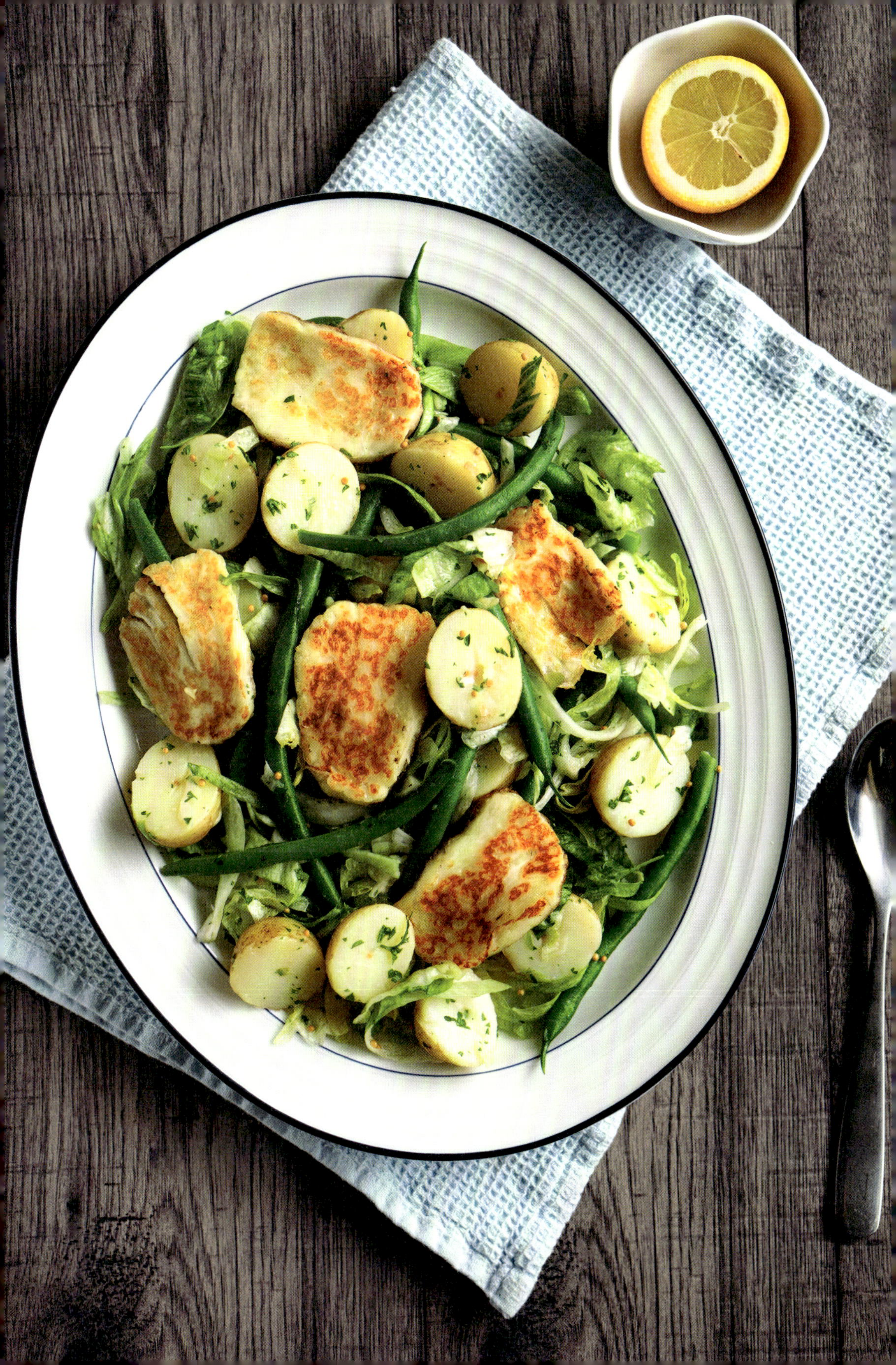

Bunter Karotten-Kürbiskern-Salat

ZUTATEN
für 2 Portionen

100 g violette Ur-Karotten
100 g orange Karotten
100 g Gelbe Rüben
1/2 rote Zwiebel
1 Handvoll Kürbiskerne
1 Schuss Apfelessig
1 Schuss Kürbiskernöl
Salz
bunter Pfeffer aus der Mühle

Karotten und Gelbe Rüben schälen und in schräge Scheiben schneiden. Im Dampfgarer oder im Topf mit Dämpfeinsatz rund 10 Minuten weich dämpfen. Zwiebel schälen und fein hacken. Kürbiskerne in einer Pfanne ohne Fett trocken rösten, bis sie duften – Vorsicht, sie sollten nicht anbrennen!

Das gedämpfte Gemüse mit der Zwiebel vermengen und mit Apfelessig, Kürbiskernöl, Salz und Pfeffer marinieren. Im Kühlschrank 30 Minuten durchziehen lassen, mit gerösteten Kürbiskernen bestreuen und servieren.

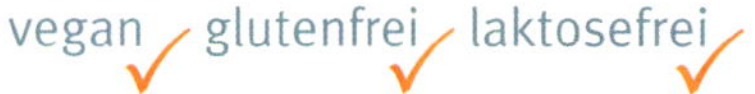

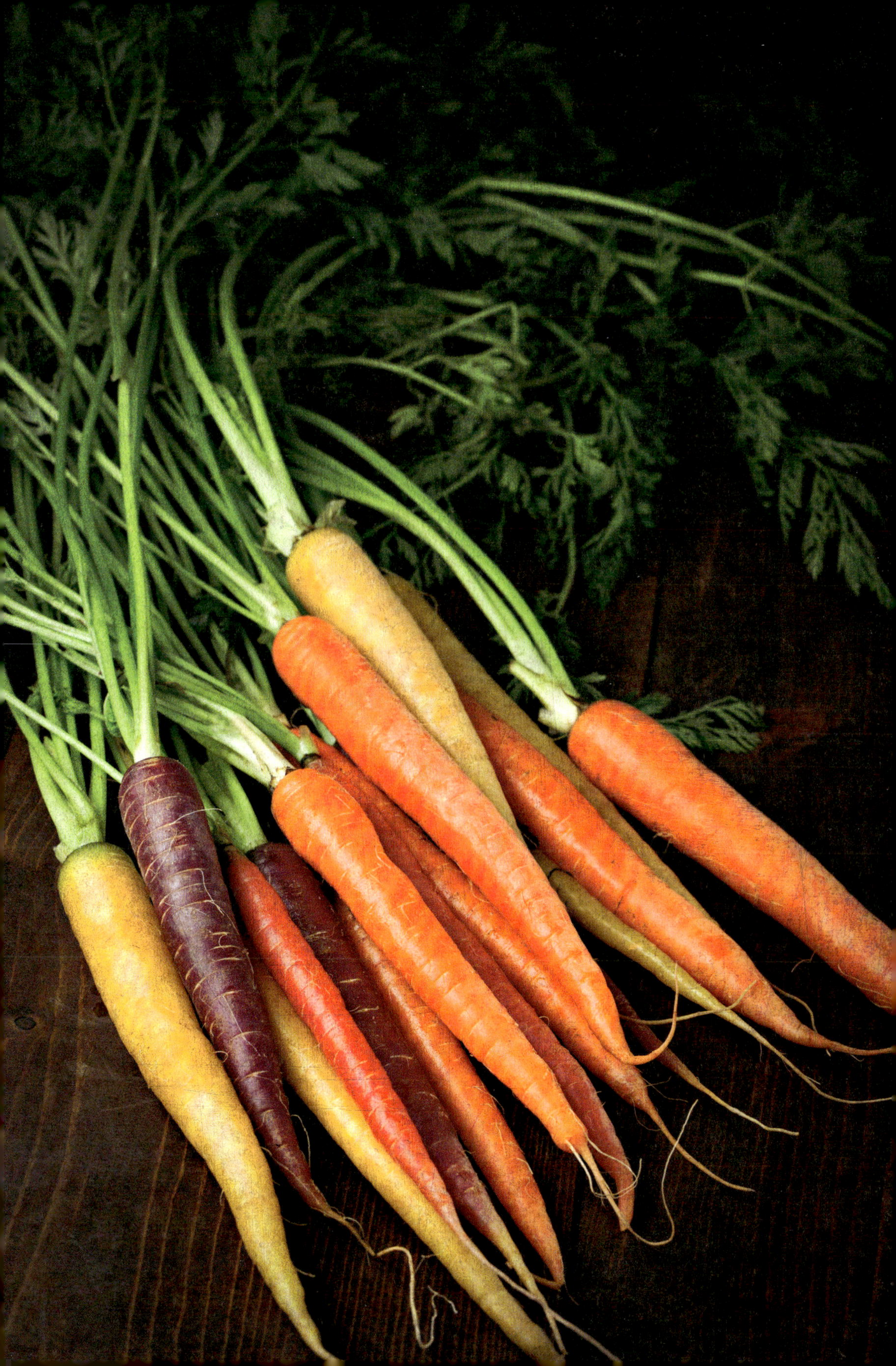

Knackiger Curry-Karfiol mit Zitrone und Joghurt

ZUTATEN
für 2 Portionen

Für das Gemüse:
1 Blumenkohl (Karfiol)
1 TL Kurkuma, gemahlen
1 TL Koriander, gemahlen
1 TL Kreuzkümmel, gemahlen
1 TL Bockshornkleesamen
1 EL Ghee oder Butter bzw. Butterschmalz
Salz
schwarzer Pfeffer aus der Mühle
Saft und Schalenabrieb von 1 Bio-Zitrone

Für die Sauce bzw. Garnitur:
1 Becher Joghurt
Salz
Pfeffer
1 Schuss Leinöl
1 Handvoll Dill
1 Handvoll Petersilie

Blumenkohl waschen und in Scheiben schneiden. Gewürze vermengen und den Blumenkohl satt damit einreiben. Ghee oder Butter in einer Pfanne erhitzen und die gewürzten Blumenkohlscheiben darin anbraten, sodass sie leicht gebräunt, aber noch knackig sind. Mit Salz und Pfeffer würzen und kräftig mit dem Saft und Schalenabrieb von 1 Bio-Zitrone aromatisieren.

Joghurt mit Salz und Pfeffer würzen und mit Leinöl verfeinern. Mit dem Blumenkohl anrichten und mit frischem Dill und Petersilie bestreuen. Als warmer Salat oder Beilage servieren.

Wer diese Gewürzvielfalt nicht zu Hause hat, nimmt stattdessen eine einfache Currymischung seiner Wahl.

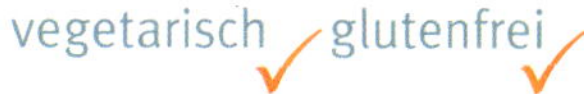

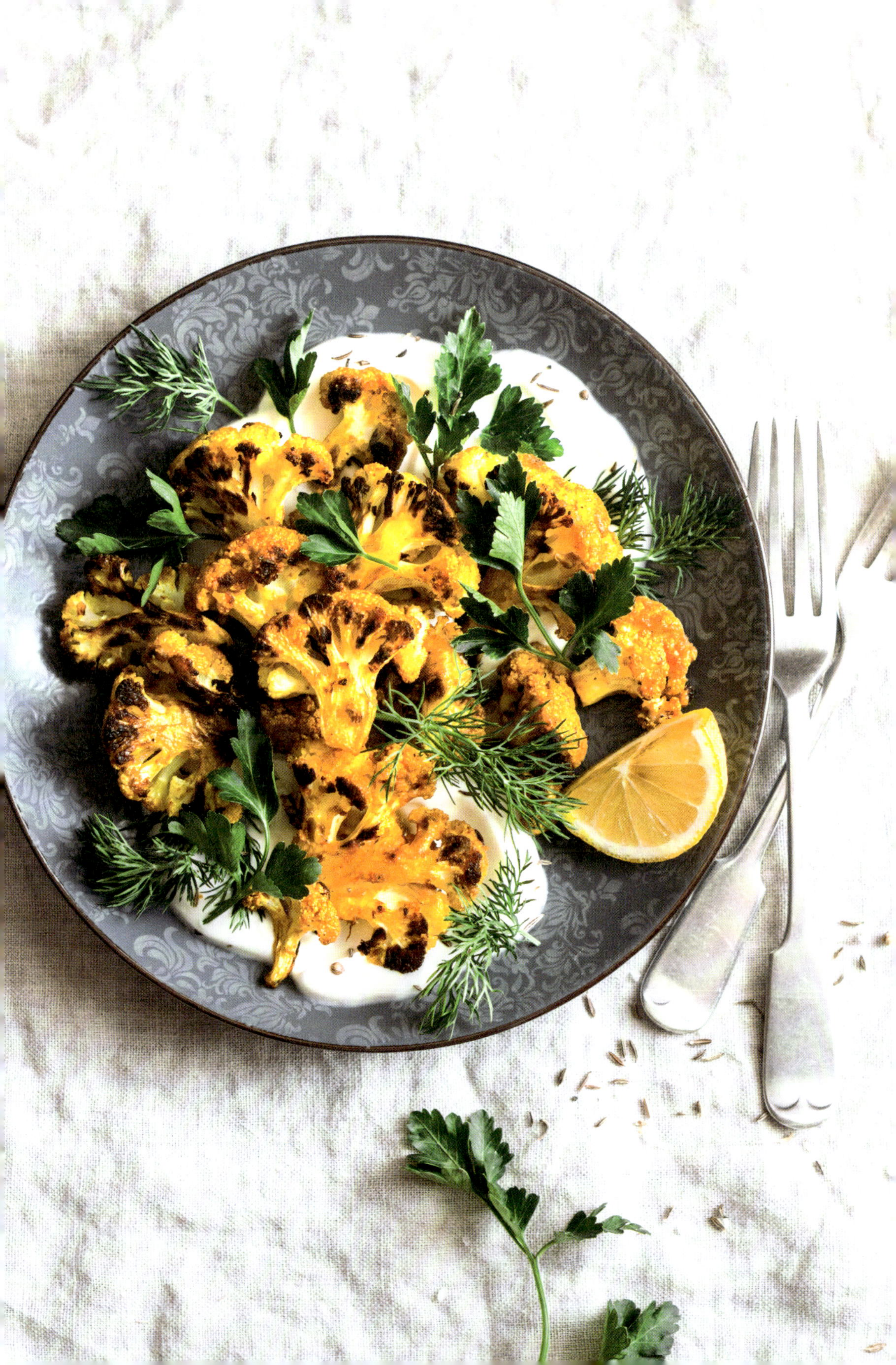

Wilder Reissalat mit Broccoli, Minze und Erbsen

ZUTATEN
für 2 Portionen

100 g Wildreis
1/2 kleiner Broccoli
100 g Tiefkühl-Erbsen
1 Bund frische Minze
1 Knoblauchzehe
1 Schuss Hanföl
Schalenabrieb und Saft von 1 Bio-Zitrone
Salz
Pfeffer aus der Mühle

Wildreis nach Packungsanleitung weich dämpfen. Broccoli waschen, in Röschen aufteilen und im Dampfgarer oder im Topf mit Dämpfeinsatz 8–10 Minuten weich dämpfen. Die letzte Minute auch die Tiefkühl-Erbsen mitdämpfen. Wenn das Gemüse gegart ist, mit eiskaltem Wasser abschrecken, damit die satte grüne Farbe erhalten bleibt.

Minze waschen, abzupfen bzw. fein hacken. Knoblauch schälen und ganz fein hacken.

Nun den gedämpften Wildreis mit dem gedämpften Gemüse vermengen, Kräuter und Knoblauch beifügen und alles mit Hanföl sowie Zitronensaft und Schalenabrieb marinieren. Mit Salz und Pfeffer abschmecken und lauwarm servieren.

Hanfsamen und Hanfsamenöl enthalten ein optimales Verhältnis von Omega-3- und Omega-6-Fettsäuren. Diese unterstützen u. a. Immunsystem, Herz, Kreislauf und Hirn – und sorgen für eine gesunde Darmflora.

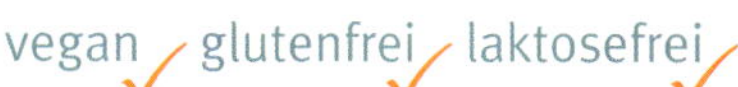

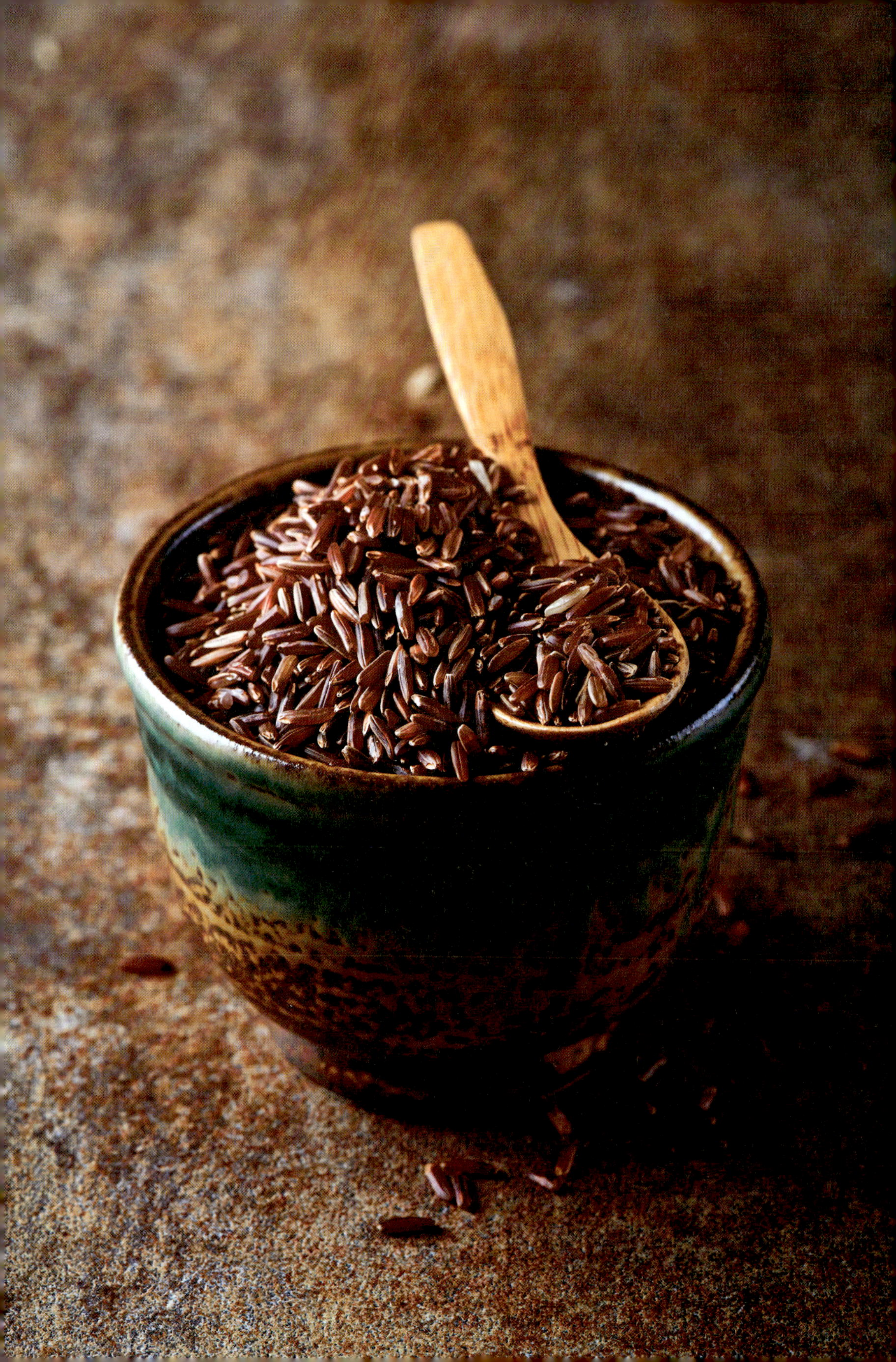

Grüner Belugalinsensalat mit Feta und Minze

ZUTATEN
für 2 Portionen

Für den Salat:
150 g Belugalinsen
1/4 Chinakohl
1 kleine Fenchelknolle
2 Zweige Minze
100 g Feta, in Stücken

Für das Dressing:
100 ml Gemüsesuppe
1 Schuss Olivenöl extra vergine
1 Schuss Sonnenblumenöl
1 Klecks Senf
1 Schuss weißer Balsamicoessig
Salz
weißer Pfeffer aus der Mühle

Belugalinsen in ungesalzenem Wasser rund 20–25 Minuten bissfest garen. Überschüssiges Wasser abseihen und Linsen kurz ausdämpfen lassen.

Chinakohl waschen, äußere und schäbige Blätter entfernen und den Salat in feine Streifen schneiden. Fenchelknolle waschen, Strunk herausschneiden und Knolle sehr fein schneiden. Minze waschen und abzupfen. Die gekochten Linsen mit dem Salat und der Minze vermischen.

Gemüsesuppe, Oliven- und Sonnenblumenöl, Senf und Balsamicoessig mit dem Stabmixer zu einem Dressing rühren. Mit Salz und Pfeffer abschmecken.

Linsensalat mit dem Dressing marinieren und etwas durchziehen lassen. Mit Fetastücken servieren.

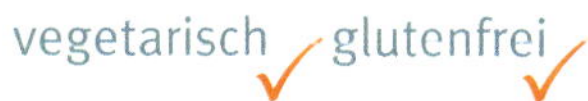

Marinierte Okraschoten

ZUTATEN
für 2 Portionen

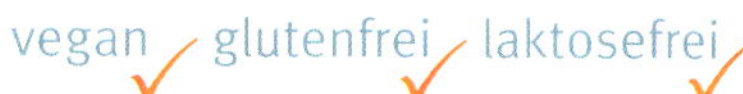

300 g frische Okraschoten
1 Knoblauchzehe
1 Frühlingszwiebel
50 ml Weißweinessig
Salz
1 Zweig Dill
1 TL Senfkörner
1 Lorbeerblatt
2 EL Olivenöl extra vergine

Okraschoten waschen, Stielansätze abschneiden. Im Dampfgarer oder in einem Topf mit Dämpfeinsatz weich dämpfen (je nach Größe etwa 5–10 Minuten).

In der Zwischenzeit die Marinade zubereiten: Knoblauch schälen und fein hacken, Frühlingszwiebel putzen, von den Enden befreien und ebenfalls fein hacken. Essig mit 50 ml Wasser, Salz, Dill, Senfkörnern und Lorbeerblatt aufkochen, Frühlingszwiebel und Knoblauch beifügen, kurz aufkochen lassen und anschließend vorm Herd nehmen. Lorbeerblatt entfernen. Olivenöl zur Marinade geben.

Die fertig gedämpften Okraschoten mit der Marinade übergießen und im Kühlschrank einige Stunden ziehen lassen.

Dieser gekochte Salat tut aufgrund der Schleimstoffe in den Okraschoten der Magenschleimhaut besonders gut. Wer zu Gastritis neigt, sollte Zwiebel und Knoblauch weglassen.

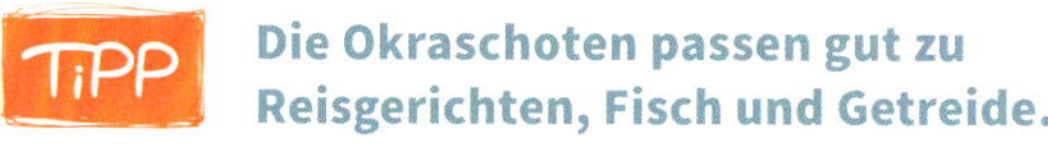

Die Okraschoten passen gut zu Reisgerichten, Fisch und Getreide.

Fisch, Fleisch und Geflügel

Dirty Reis
Putencurry mit Papaya
Hühner-Risi-Pisi
Thunfisch-Reis-Salat
Bunter Rollgersteneintopf mit Bio-Schinken
Gedämpfte Fleischlaibchen mit Kräutersauce
Gedämpfte Lachsforelle mit Gemüsespaghetti
Hühnerbrust im Kürbiskernmantel auf Petersilien-Blattsalat
Gekochtes Rindfleisch mit Dinkelsemmelkren
Welsfilet in Fenchel-Safran-Sauce mit Okragemüse
Pollo con piña mit Guacamole
Kürbis-Hühner-Ragout mit Couscous
Reissalat auf Paella-Art

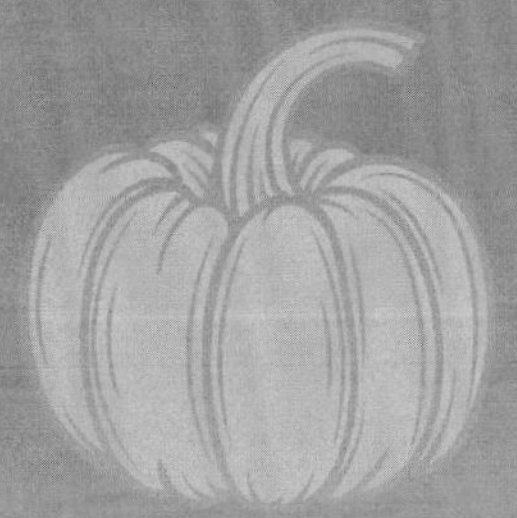

Dirty Reis

ZUTATEN
für 2 Portionen

90 g Parboiled Reis
Salz
1 Lorbeerblatt
2 kleine Karotten
2 Stangen Staudensellerie
1 Frühlingszwiebel
1/2 Bund Petersilie
etwas Olivenöl extra vergine
200 g Hackfleisch (Faschiertes) vom Bio-Rind
Pfeffer
1 Prise Majoran

Reis mit 1 Prise Salz und Lorbeerblatt in 180 ml Wasser weich dämpfen. Karotten schälen und grob raspeln. Staudensellerie von holzigen Enden und Fäden befreien und klein schneiden. Frühlingszwiebel in schräge Scheiben schneiden. Petersilie hacken.

Olivenöl erhitzen und die weißen Teile der Frühlingszwiebel, Staudensellerie und Karotten darin andünsten. Hackfleisch beifügen und alles dünsten, bis es weich ist. Nun den fertig gedämpften Reis dazugeben, alles durchrühren und mit Petersilie, den grünen Teilen der Frühlingszwiebel, Salz, Pfeffer und Majoran abschmecken.

Reis ist besonders bekömmlich und für den Magen heilsam. Mehr darüber können Sie auch auf S. 25 nachlesen.

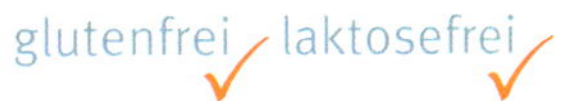

Putencurry mit Papaya

ZUTATEN
für 2 Portionen

300 g Putenbrust
3 Schalotten
350 g Papaya
etwas Olivenöl extra vergine
1 EL mildes Currypulver
125 ml Hühnersuppe
1 Schuss Schlagsahne (Schlagobers), alternativ pflanzliche Sahne wie Sojacuisine, Hafercuisine o. Ä.
Salz
weißer Pfeffer
etwas Petersilie, gehackt

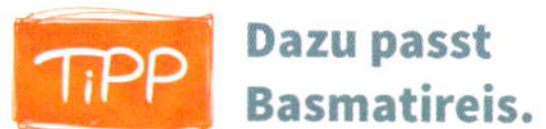

Dazu passt Basmatireis.

Putenbrust in Würfel schneiden. Schalotten schälen und fein hacken. Papaya schälen, Kerne entfernen und das Fruchtfleisch in kleine Würfel schneiden.

Schalotten in Olivenöl andünsten, Currypulver beifügen, kurz mitrösten und anschließend die Putenbrust beifügen. Mit etwas Hühnersuppe aufgießen. Das Fleisch weich dünsten. Gegen Ende der Garzeit die Papayastücke daruntermischen und kurz mitdünsten. Das Putencurry mit Salz und Pfeffer abschmecken und mit Petersilie bestreut heiß servieren.

Papaya enthält wertvolle Verdauungsenzyme, mehr darüber können Sie auch auf S. 10 nachlesen.

glutenfrei ✓ mit pflanzlicher Sahne laktosefrei ✓

Hühner-Risi-Pisi

ZUTATEN
für 2 Portionen

100 g Karotten
100 g Parboiled Reis
200 g Gemüsesuppe
100 g Hühnerbrust
1 kleine Zwiebel
etwas Olivenöl extra vergine
70 g Tiefkühl-Erbsen
Salz
Pfeffer

Karotten schälen, in kleine Würfelchen schneiden und in einem Topf mit Dämpfeinsatz weich dämpfen. Reis in der Gemüsesuppe weich dämpfen.

Hühnerbrust von Sehnen befreien und in kleine Würfelchen schneiden. Zwiebel schälen und fein hacken. Olivenöl erhitzen, Zwiebel andünsten, Huhn beifügen und gar dünsten. Zum Schluss den gedämpften Reis, Karotten und Erbsen daruntermischen. Nochmals gut erhitzen und mit Salz und Pfeffer abschmecken.

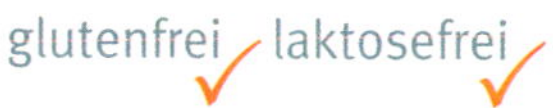

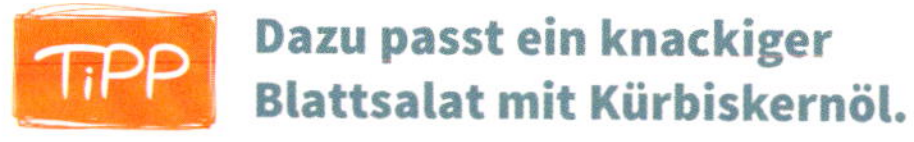

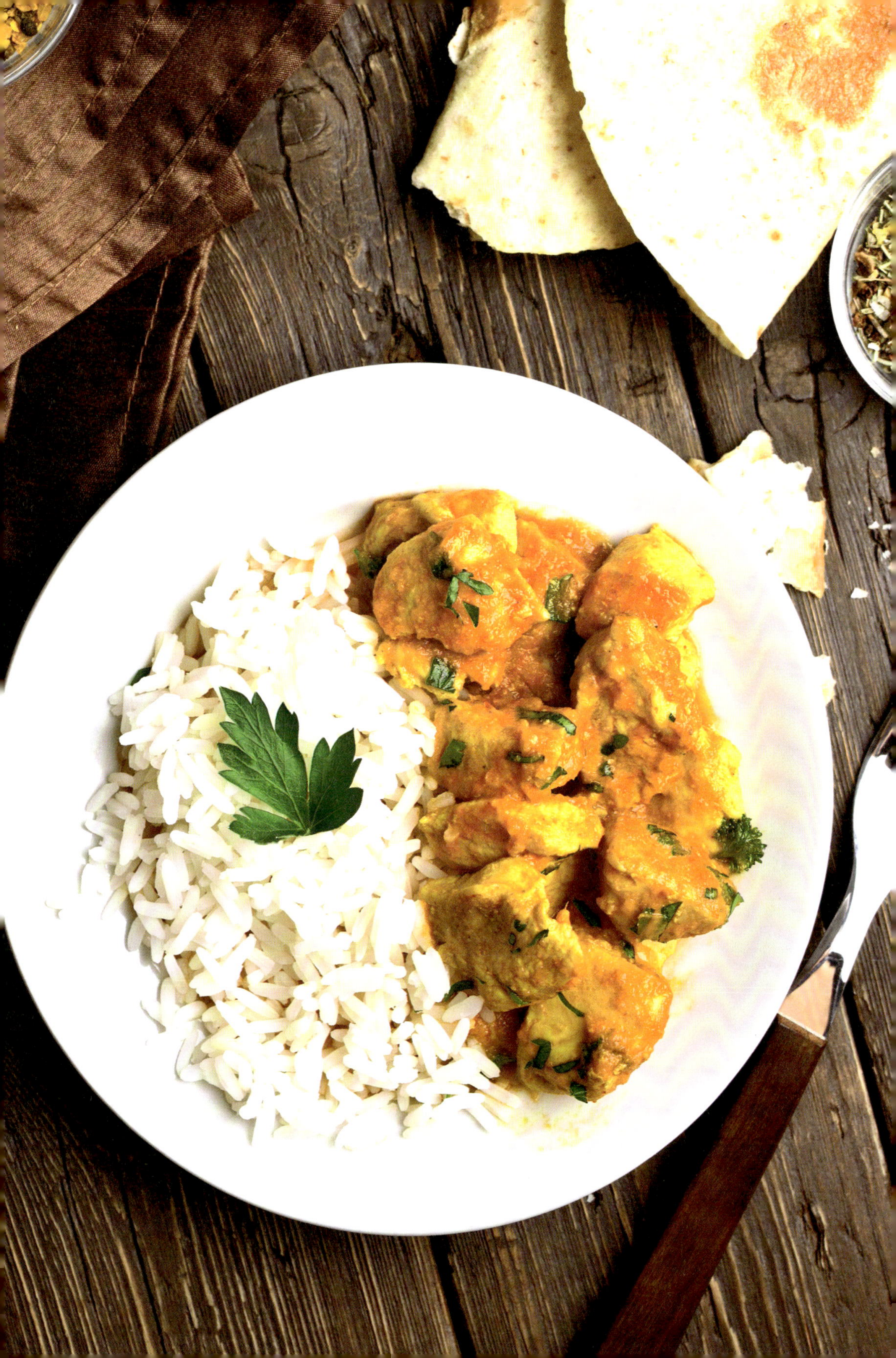

Thunfisch-Reis-Salat

ZUTATEN
für 2 Portionen

100 g Parboiled Reis
200 ml Gemüsesuppe
4–6 Kirschtomaten
2 Schalotten
1/2 Gurke
1 Dose Thunfisch natur aus nachhaltigem Fischfang
je 1/2 rote und grüne Paprika, in Stücken
100 g gegarte Maiskörner
etwas Olivenöl extra vergine
etwas Apfelessig
Kräutersalz
Pfeffer aus der Mühle
Kräuter und Zitronenscheiben zum Garnieren

Reis in der Gemüsesuppe weich dämpfen. Tomaten vom Stielansatz befreien und halbieren oder vierteln. Schalotten schälen und fein hacken. Gurke waschen und in kleine Stücke schneiden. Thunfisch aus der Dose abtropfen lassen und mit einer Gabel grob zerpflücken.

Reis mit Tomaten, Schalotten, Gurke, Paprika, Mais und Thunfisch verrühren. Mit Olivenöl, Apfelessig, Kräutersalz und Pfeffer abschmecken, mit Kräutern und Zitronenscheiben garnieren.

glutenfrei ✓ laktosefrei ✓

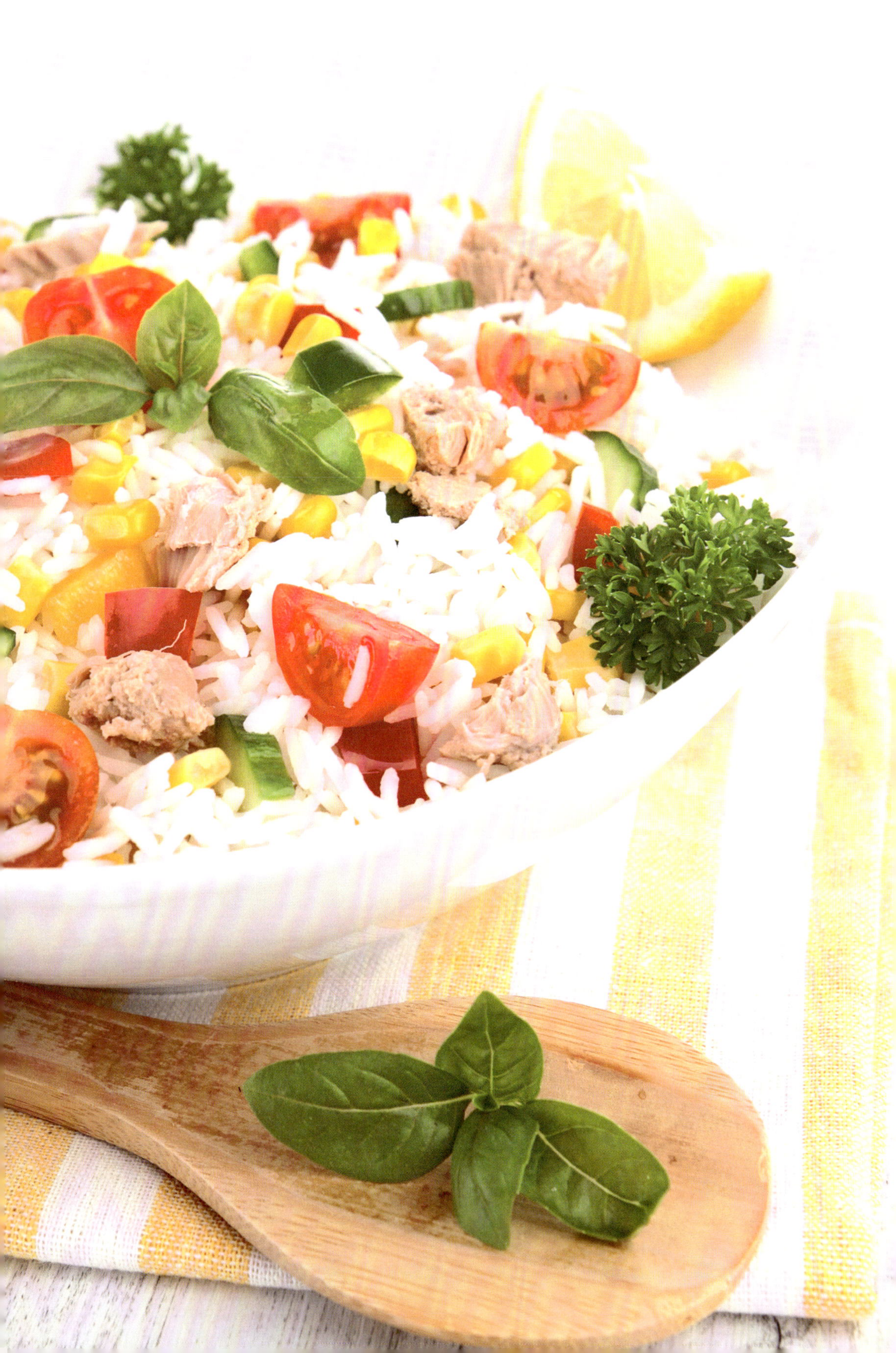

Bunter Rollgersteneintopf mit Bio-Schinken

ZUTATEN
für 2 Portionen

100 g Bio-Schinken
1 Knoblauchzehe
1 Schalotte
1 kleine Gelbe Rübe
1 kleine Karotte
75 g Rollgerste
etwas Olivenöl extra vergine
3 g getrocknete Steinpilze
500 ml Wasser
1 EL gekörnte Gemüsesuppe (Gemüsesuppenpulver)
1 Lorbeerblatt
1/2 TL Kümmelsamen, gemahlen
1 TL getrockneter Majoran
1 Handvoll frische Petersilie, gehackt
Salz
Pfeffer aus der Mühle

Bio-Schinken in kleine Würfelchen schneiden. Knoblauch und Schalotte schälen und fein hacken. Gelbe Rübe und Karotte schälen und in kleine Würfel schneiden. Rollgerste waschen und abseihen.

Zwiebel und Knoblauch in Olivenöl glasig dünsten, alle Zutaten – außer Schinken und Petersilie – beifügen und auf kleiner Flamme 40 Minuten weich dünsten.

Die Schinkenwürfelchen dazugeben, mit Petersilie, Salz, Pfeffer und 1 Schuss Olivenöl abschmecken und heiß servieren.

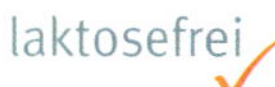

Gedämpfte Fleischlaibchen mit Kräutersauce

ZUTATEN
für 2 Portionen

Für die Laibchen:
1/2 Zwiebel
1 Knoblauchzehe
1/2 Bund Petersilie
300 g Hackfleisch (Faschiertes) vom Rind bzw. Schwein und Rind gemischt
1 kleines Ei
40 g Mandeln, gerieben
Salz
Pfeffer aus der Mühle

Für die Kräutersauce:
1 Becher saure Sahne (Sauerrahm)
1 Spritzer Zitronensaft
Salz
Pfeffer aus der Mühle
1 Handvoll frische Kräuter nach Wahl, gehackt

Zwiebel und Knoblauch schälen und sehr fein hacken. Petersilie waschen und fein hacken. Hackfleisch mit Ei, Zwiebel, Knoblauch, Mandeln und Petersilie vermengen, gut durchkneten und mit Salz und Pfeffer abschmecken. Laibchen oder Bällchen formen und im Dampfgarer oder in einem Topf mit Dämpfeinsatz bei 100 °C 30 Minuten dämpfen.

Für die Sauce die saure Sahne mit Zitronensaft, Salz und Pfeffer abschmecken und die Kräuter einrühren.

Die gedämpften Laibchen mit der Kräutersauce überziehen und warm servieren.

Dazu passen Kartoffelpüree-Variationen (ab S. 99).

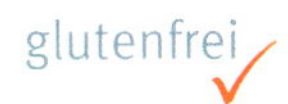

Gedämpfte Lachsforelle mit Gemüsespaghetti

ZUTATEN
für 2 Portionen

1 Zucchini
2 Karotten
1 Handvoll Pinienkerne
1 Knoblauchzehe, gepresst
etwas Olivenöl extra vergine
Salz
Pfeffer aus der Mühle
2 Lachsforellenfilets
Saft von 1 Zitrone
1 Bund Dill

Für die Gemüsespaghetti Zucchini waschen, Karotten schälen. Enden abschneiden und mit dem Julienneschäler oder einem Gemüsespaghetti-Schneider in dünne Streifen schneiden.

Pinienkerne grob hacken und in einer Pfanne rösten, bis sie duften. Gemüsestreifen im Dampfgarer oder im Topf mit Dämpfeinsatz bei 100 °C circa 3 Minuten dämpfen. Anschließend mit Knoblauch und Olivenöl marinieren und mit Salz und Pfeffer abschmecken.

Fischfilets mit Zitronensaft beträufeln, salzen und pfeffern. Im Dampfgarer oder in einem Topf mit Dämpfeinsatz 5 Minuten dämpfen. Dill fein hacken. Die gedämpften Filets mit Olivenöl einpinseln und mit reichlich gehacktem Dill bestreuen.

Fischfilets und Gemüsespaghetti mit den gerösteten Pinienkernen bestreuen und warm servieren.

glutenfrei ✓ laktosefrei ✓

Hühnerbrust im Kürbiskernmantel auf Petersilien-Blattsalat

ZUTATEN
für 2 Portionen

4 EL Kürbiskerne
Kräutersalz
2 Hühnerbrüste
100 g Radicchio
100 g Rucola
50 g Petersilie

Für das Dressing:
etwas Kürbiskernöl
etwas Balsamicoessig
1/2 Becher Joghurt
Kräutersalz

Die Hälfte der Kürbiskerne in der Küchenmaschine zerkleinern, sodass eine Art Paniermehl entsteht. Kräftig mit Kräutersalz vermischen. Die restlichen Kürbiskerne in einer Pfanne ohne Öl trocken rösten.

Hühnerbrüste im Dampfgarer oder in einem Topf mit Dämpfeinsatz 10 Minuten weich dämpfen.

Alle Zutaten für das Dressing gut miteinander vermischen.

Salate waschen und in kleine Stücke zerkleinern. Petersilie waschen, abzupfen und fein hacken. Salat mit Petersilie vermischen und mit dem Dressing marinieren.

Hühnerbrüste im Kürbiskern-Paniermehl wenden (die Panade etwas andrücken) und in schräge Scheiben schneiden. Auf dem marinierten Blattsalat drapieren und mit den restlichen Kürbiskernen bestreut servieren.

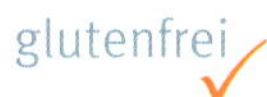

Gekochtes Rindfleisch mit Dinkelsemmelkren

ZUTATEN
für 2 Portionen

1 Bund Suppengemüse
400 g Rindfleisch zum Kochen (Schulterscherzel bzw. Schaufelstück o. Ä.)
1 Zwiebel
1 Lorbeerblatt
4 Pfefferkörner
3 Wacholderbeeren
Salz

Für den Semmelkren:
2 altbackene Dinkelvollkornbrötchen (Dinkelvollkornsemmeln)
1 Schuss Milch, alternativ Dinkelmilch
1 Schuss Rindsuppe
2–4 cm Meerrettich (Kren) – je nach gewünschter Schärfe
Salz
1 Prise Muskat

Suppengemüse putzen. 1 l Wasser erhitzen, Rindfleisch, Suppengemüse, Zwiebel mit Schale und Gewürze dazugeben. Aufkochen lassen, Hitze reduzieren und das Fleisch auf kleiner Flamme rund 90 Minuten weich sieden.

Für den Semmelkren Dinkelbrötchen in Würfel schneiden, mit Milch und Rindsuppe aufgießen (so viel Flüssigkeit beifügen, dass eine cremige Sauce entsteht). Durchrühren und erwärmen. Meerettich schälen, fein reiben und zur Dinkelsauce geben. Mit Salz und Muskat abschmecken.

Das gekochte Rindfleisch in Scheiben schneiden und mit dem Dinkelsemmelkren servieren.

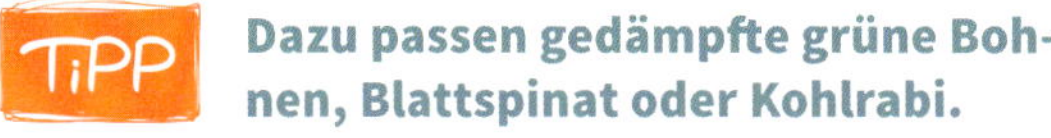

Dazu passen gedämpfte grüne Bohnen, Blattspinat oder Kohlrabi.

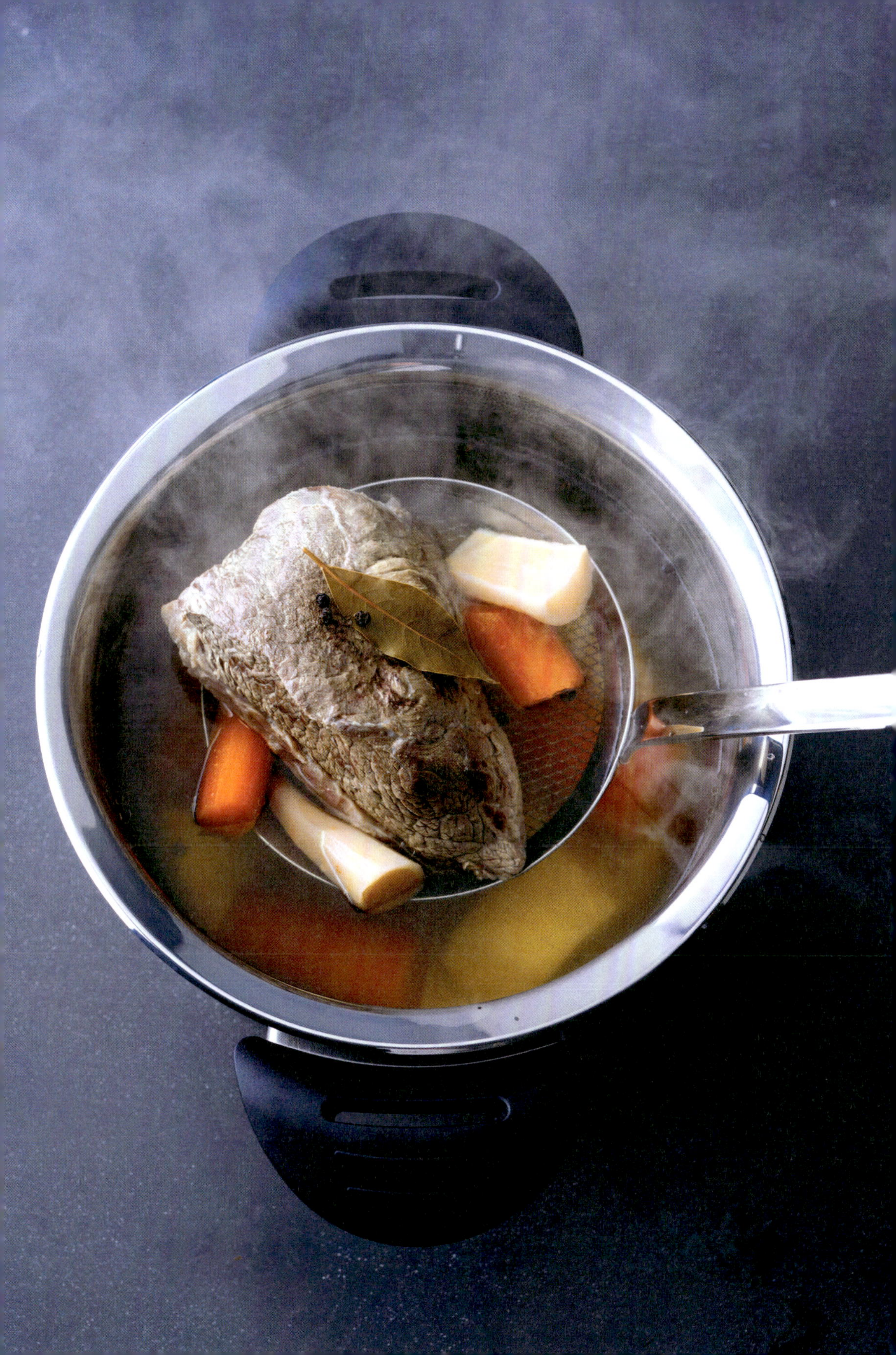

Welsfilet in Fenchel-Safran-Sauce mit Okragemüse

ZUTATEN
für 2 Portionen

1 Fenchelknolle
400 g Welsfilet
2 Frühlingszwiebeln
300 g Okraschoten
etwas Olivenöl extra vergine
Kräutersalz
1 EL Butter
10 Safranfäden
2 cl trockener Weißwein
1 Schuss Schlagsahne (Schlagobers), alternativ pflanzliche Sahne wie Sojacuisine, Hafercuisine o. Ä.
Salz
Pfeffer aus der Mühle

Fenchelknolle von Strunk und Enden befreien, Fenchelgrün abschneiden und beiseitelegen. Die Knolle in ganz feine Ringe schneiden. Welsfilet in 4 Stücke teilen. Frühlingszwiebeln von verdorrten Enden und Wurzeln befreien und in dünne Scheiben schneiden.

Okraschoten waschen, Stielansätze abschneiden. In einem Topf mit Dämpfeinsatz oder im Dampfgarer rund 10 Minuten weich dämpfen. Mit Olivenöl und Kräutersalz würzen.

Butter in einer Pfanne erhitzen, fein geschnittenen Fenchel darin andünsten. Zur Seite schieben und die Welsstücke dazugeben. Alles sanft anbraten.

In der Zwischenzeit die Safranfäden mörsern und im Weißwein einweichen. Den Wein, wenn er eine sattgelbe Farbe hat, mit der Schlagsahne zum Fisch gießen. Mit Salz und Pfeffer würzen und gegen Ende der Garzeit die Frühlingszwiebel einrühren. Das Fenchelgrün hacken. Den Fisch in der Sauce mit den gedämpften Okraschoten anrichten und mit dem Fenchelgrün bestreut servieren.

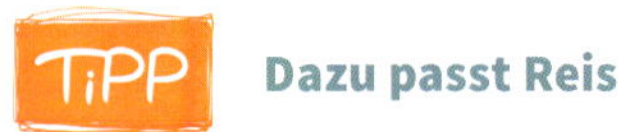

Dazu passt Reis.

glutenfrei ✓ mit pflanzlicher Sahne laktosefrei ✓

Pollo con piña mit Guacamole

ZUTATEN
für 4–6 Portionen

1 Bio-Huhn
Salz
Pfeffer aus der Mühle
2–3 rote Paprika
1 Ananas
5 Schalotten
5 Zimtstangen
etwas Olivenöl extra vergine
1 Handvoll Koriandergrün

Für die Guacamole:
2 Avocados
Saft von 1 Limette
1 Tomate
2 Frühlingszwiebeln
Salz
schwarzer Pfeffer

Das Huhn in 8–10 Teile zerlegen und mit Salz und Pfeffer würzen. Paprika von Kernen und Seitenwänden befreien und in mitteldicke Streifen schneiden.

Ananas schälen und in Würfel schneiden. Schalotten schälen und je nach Größe halbieren oder vierteln. Huhn, Paprika, Ananas, Schalotten und Zimtstangen in einen Bräter geben. Mit Olivenöl beträufeln und bei 180 °C 45–60 Minuten garen.

In der Zwischenzeit für die Guacamole Avocados schälen, entkernen und mit einer Gabel zerdrücken. Mit Limettensaft verrühren, damit das Fruchtfleisch nicht braun wird. Tomate waschen, von Strunk und Kernen befreien und in kleine Würfel schneiden. Frühlingszwiebeln fein hacken und alles gut miteinander verrühren. Mit Salz und Pfeffer abschmecken.

Koriandergrün waschen und fein hacken. Das fertig gegarte Pollo con piña mit Koriandergrün bestreuen und mit der Guacamole servieren.

Ananas enthalten das Verdauungsenzym Bromelain. Dieses wirkt u. a. entzündungshemmend und unterstützt die Verdauung, da es bei der Eiweißspaltung hilft.

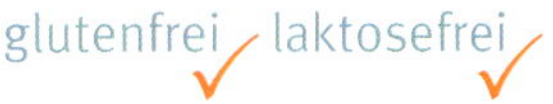

Kürbis-Hühner-Ragout mit Couscous

ZUTATEN
für 2 Portionen

100 g Couscous
1 Fenchel
1 kleiner gelbfleischiger Kürbis,
alternativ 1 gelbe Zucchini
1 Hühnerbrust
etwas Olivenöl extra vergine
1 Prise Majoran
Salz
1 Schuss Gemüsesuppe
100 g Tiefkühl-Erbsen
2 Eier

Couscous laut Packungsanleitung weich dämpfen.

Fenchel waschen, von Strunk und Enden befreien und in Streifen oder Würfelchen schneiden. Kürbis schälen, Kerne entfernen, Fruchtfleisch würfelig schneiden. Hühnerbrust von Sehnen und Haut befreien und in mundgerechte Stücke schneiden.

Etwas Olivenöl erhitzen und den Fenchel darin ansautieren. Kürbis und Huhn beifügen, mit Majoran und Salz würzen und mit Gemüsesuppe ablöschen. Alles so lange dünsten, bis das Huhn durch und der Kürbis weich ist. Zum Schluss die Tiefkühl-Erbsen beifügen und kurz mitdünsten, bis sie aufgetaut und erwärmt sind.

In einer Pfanne auf kleiner Flamme 2 Spiegeleier mit etwas Olivenöl sanft braten. Das Kürbis-Hühner-Ragout mit dem Couscous und den Spiegeleiern servieren.

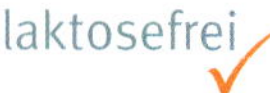

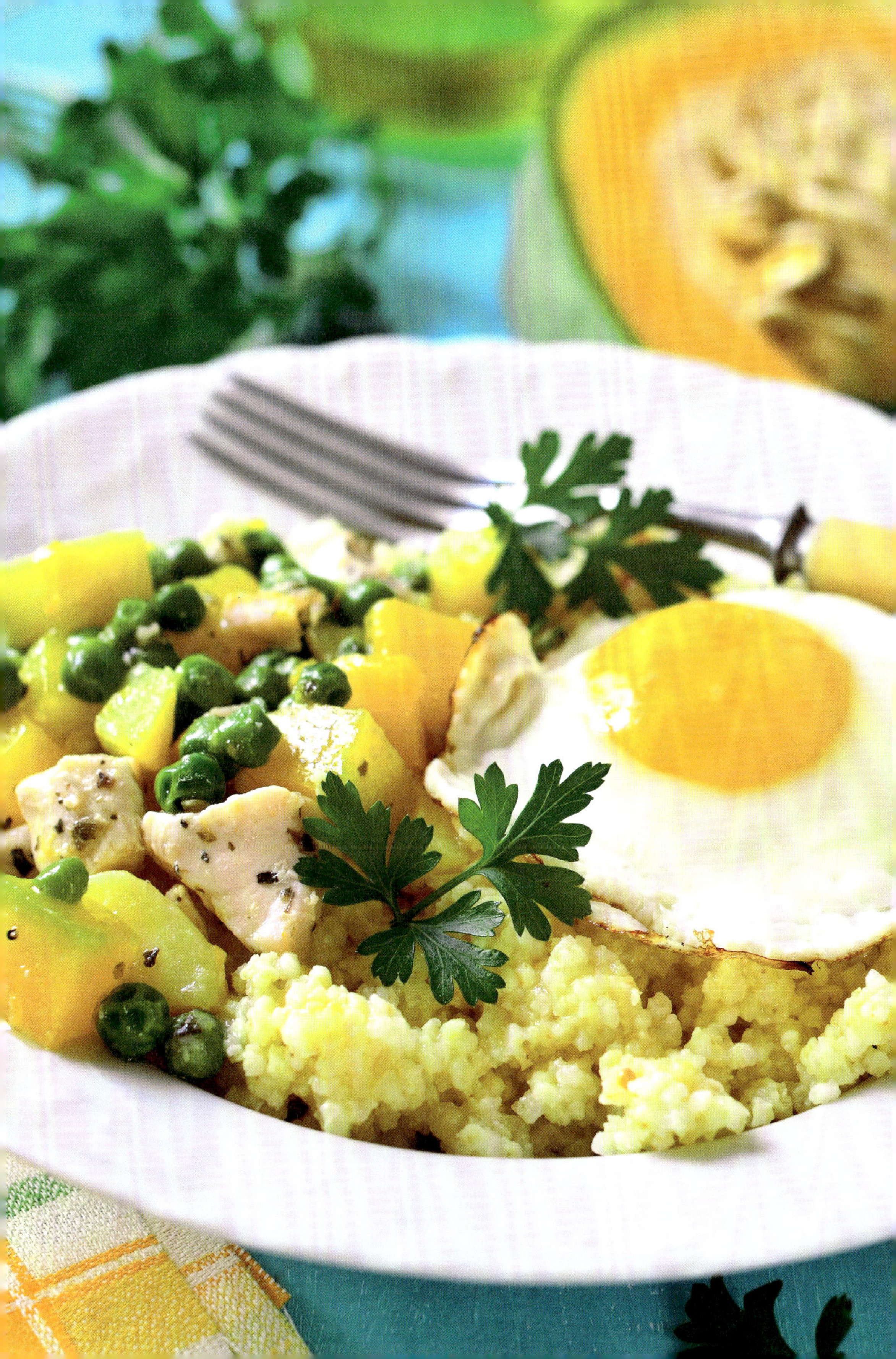

Reissalat auf Paella-Art

ZUTATEN
für 2 Portionen

100 g Hühnerbrust
1 Prise Safran
1 kleine Fenchelknolle
1 rote Paprika
etwas Olivenöl extra vergine
125 g Parboiled Reis
1 Schuss trockener Sherry
250 ml Hühnersuppe
30 g Tiefkühl-Erbsen
Schalenabrieb und Saft von 1 Bio-Zitrone
Salz
Pfeffer

Hühnerbrust in kleine Würfelchen schneiden.
Safranfäden im Mörser zu einem feinen Pulver zermahlen.

Fenchel vom Strunk befreien, waschen und klein schneiden. Paprika von Kernen und Seitenwänden befreien und in kleine Würfelchen schneiden. Etwas Olivenöl erhitzen, Fenchel, Hühnerfleisch und Reis beifügen. Mit Sherry und Hühnersuppe aufgießen und den gemahlenen Safran beifügen. Im zugedecktem Topf auf kleiner Flamme weich dämpfen. Sobald der Reis die Flüssigkeit aufgesogen hat, die Tiefkühl-Erbsen unterrühren und noch solange weitergaren, bis auch die Erbsen gar und heiß sind (sehr kurz!).

Den Reissalat nun mit 1 Schuss Olivenöl, etwas Zitronenschalenabrieb und -saft sowie Salz und Pfeffer abschmecken und heiß oder lauwarm genießen.

glutenfrei ✓ laktosefrei ✓

Vegetarisches und Veganes

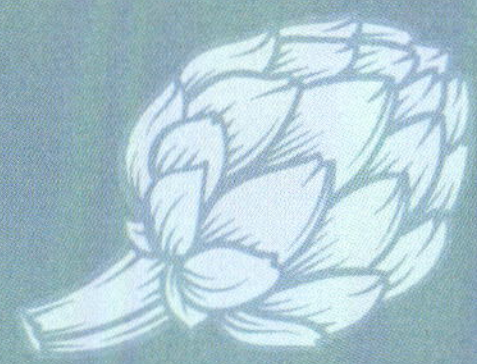

Gebratene Hirse auf Asia-Art

ZUTATEN
für 2 Portionen

vegetarisch ✓ mit Tamari glutenfrei ✓ laktosefrei ✓

100 g Hirse
200 ml Gemüsesuppe
1 kleine Fenchelknolle
1 kleines Stück Ingwer
1 kleines Stück frische Kurkumawurzel, alternativ
1 TL Kurkuma, gemahlen
1 Handvoll Petersilie
1 Handvoll frische Broccolisprossen, alternativ
Mungbohnen- oder Sojasprossen
etwas Olivenöl extra vergine
2 Eier
etwas Sojasauce oder Tamari
etwas kalt gepresstes Sesamöl

Hirse in der Gemüsesuppe weich kochen und ausquellen lassen. Fenchel waschen, Stielansatz und verdorrte Teile entfernen. Fenchel in dünne Streifen schneiden. Ingwer und Kurkuma raspeln. Petersilie waschen und fein hacken. Sprossen waschen.

Olivenöl in einer Pfanne erhitzen. Fenchel, Kurkuma und Ingwer darin andünsten. Hirse beifügen, etwas mitrösten. Eier einrühren und alles so lange auf kleiner Flamme braten, bis die Eier gestockt sind. Dann Petersilie und Sprossen unterrühren, mit Sojasauce oder Tamari und 1 Schuss Sesamöl abschmecken.

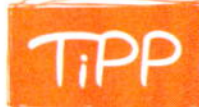

Dazu passen Portulak-Raita (S. 106) oder Broccolisprossensalat (S. 104).

Hirse stärkt laut TCM Magen und Milz und kann helfen, Hitze auszuleiten. Sie wirkt kühlend und entgiftend. Aus westlicher Sicht enthält Hirse wertvolle B-Vitamine, Magnesium und Eisen und ist daher in stressigen Zeiten eine gute Zutat.

Kartoffelpüree-Variationen

GRUNDREZEPT

ZUTATEN
für 2 Portionen

500 g mehlige Kartoffeln
1 EL Butter
1 Schuss Milch
Salz
1 Prise Muskat

Kartoffeln schälen und im Dampfgarer oder in einem Topf mit Dämpfeinsatz weich garen. Butter und Milch dazugeben. Mit dem Mixer oder Kartoffelstampfer zu einem cremigen Püree zerkleinern. Mit Salz und etwas Muskatnuss abschmecken.

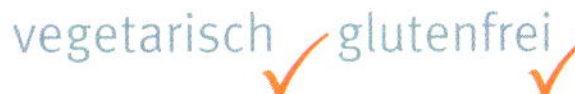

Die Butter kann durch ein hochwertiges Olivenöl, die Milch durch Pflanzenmilch (Sojamilch, Reismilch, Dinkelmilch etc.) ersetzt werden.

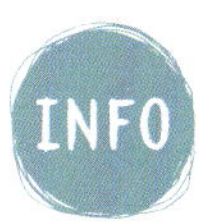

Kartoffelpüree wirkt kühlend und befeuchtend und kann vor allem bei Hitze im Magen (z. B. Gastritis, Sodbrennen etc.) die Beschwerden lindern.

Zitronen-Petersilien-Kartoffel-Püree

ZUTATEN
für 2 Portionen

400 g mehlige Kartoffeln
1 Petersilienwurzel
1 Schuss Olivenöl extra vergine
1 Bund Petersilie
Schalenabrieb von 1 Bio-Zitrone
Salz

Kartoffeln und Petersilienwurzel schälen und im Dampfgarer oder in einem Topf mit Dämpfeinsatz weich garen. Mit einem kräftigen Schuss Olivenöl und etwas heißem Wasser mit dem Mixer oder Kartoffelstampfer zu einem cremigen Püree zerkleinern. Petersilie abzupfen, ganz fein hacken und in das Püree einrühren. Mit dem Zitronenschalenabrieb und Salz aromatisieren.

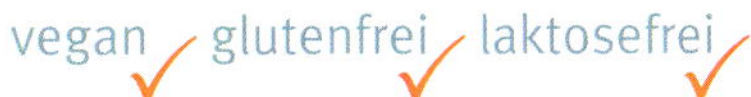

Sellerie-Kartoffel-Püree

ZUTATEN
für 2 Portionen

200 g mehlige Kartoffeln
200 g Knollensellerie
1 Schuss Schlagsahne (Schlagobers)
1 Klecks Butter
Salz
1 Prise Muskat

Kartoffeln und Sellerie schälen und im Dampfgarer oder in einem Topf mit Dämpfeinsatz weich dämpfen. Mit Schlagsahne und Butter zu einem cremigen Püree mixen. Mit Salz und Muskat abschmecken.

vegetarisch ✓ glutenfrei ✓

Kürbis-Kartoffel-Püree

ZUTATEN
für 2 Portionen

200 g Hokkaidokürbis
200 g mehlige Kartoffeln
1 Klecks Butter
1 Schuss Schlagsahne (Schlagobers)
Salz
Pfeffer aus der Mühle

Kürbis von Stielansätzen und Kernen befreien und in grobe Stücke schneiden. Kartoffeln schälen. Beides im Dampfgarer oder in einem Topf mit Dämpfeinsatz weich dämpfen. Mit Butter und Schlagsahne zu einem cremigen Püree mixen und mit Salz und Pfeffer abschmecken.

Statt Butter und Schlagsahne können Sie ein hochwertiges Pflanzenöl und pflanzliche Sahne verwenden.

vegetarisch ✓ glutenfrei ✓

Süßkartoffel-Kokos-Püree mit Ingwe

ZUTATEN
für 2 Portionen

400 g Süßkartoffeln
1 cm Ingwerknolle
1 Schuss Kokosmilch
Salz

Süßkartoffeln schälen und im Dampfgarer oder in einem Topf mit Dämpfeinsatz weich dämpfen. Ingwer schälen und fein raspeln. Süßkartoffeln mit Ingwer und Kokosmilch zu einem sämigen Püree zerkleinern. Mit Salz abschmecken.

vegan ✓ glutenfrei ✓ laktosefrei ✓

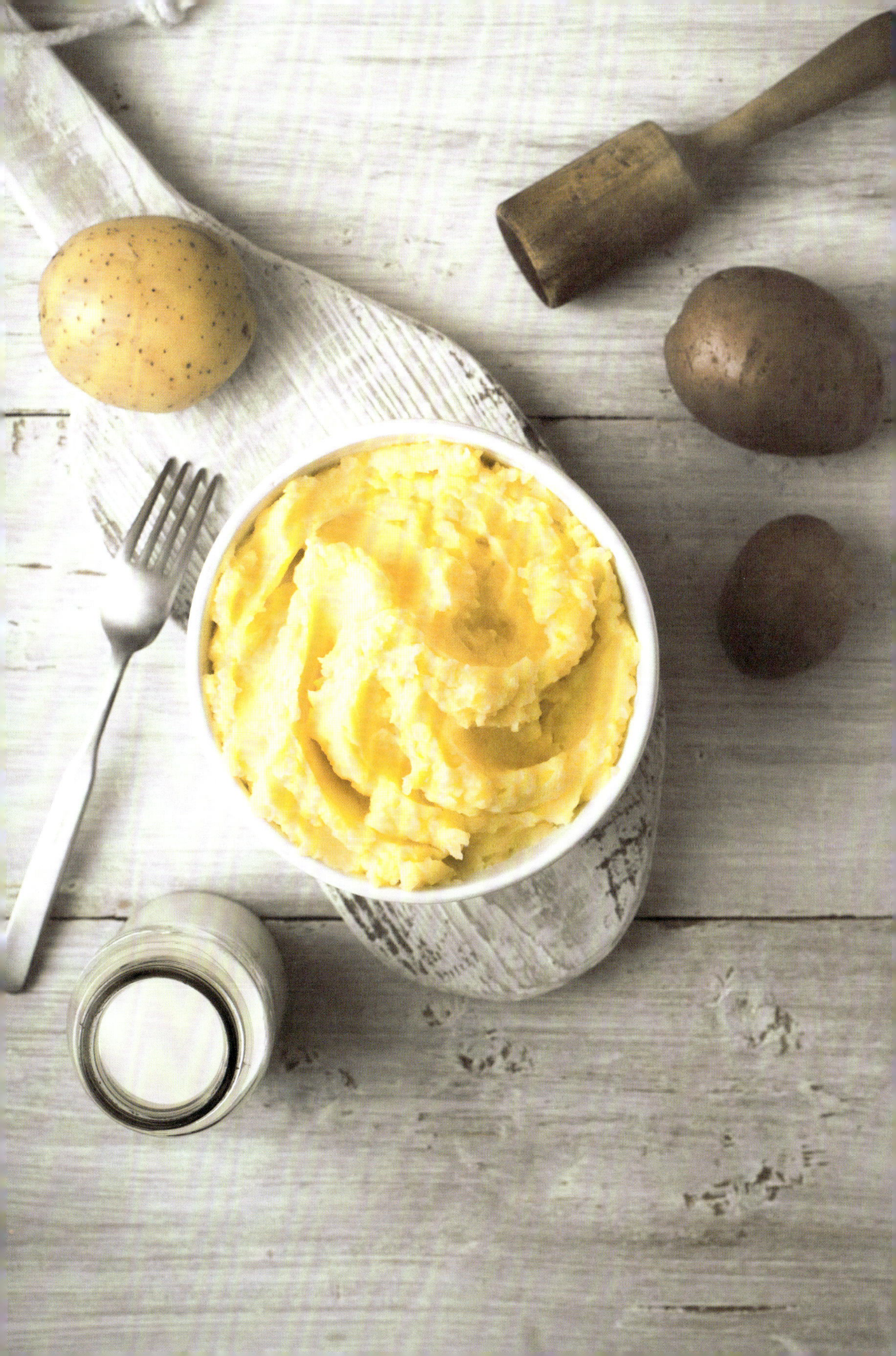

Rote-Rüben-Joghurt mit Minze und Walnüssen

ZUTATEN
für 2 Portionen

1 kleine Rote Bete (Rote Rübe)
200 g cremiges Joghurt
1 TL getrocknete Minze
Salz
Pfeffer aus der Mühle
1 Handvoll ausgelöste Walnüsse
etwas frische Minze und Petersilie, gehackt

Rote Bete im Dampfgarer oder im Topf mit Dämpfeinsatz weich dämpfen, anschließend schälen und in kleine Würfelchen schneiden. Mit dem Joghurt verrühren und mit Minze, Salz und Pfeffer würzen. Kurz im Kühlschrank durchziehen lassen. Joghurtmischung mit Walnüssen und frischen Kräutern bestreuen.

vegetarisch ✓ glutenfrei ✓

Joghurt und Pfefferminze haben kühlende Eigenschaften. Bei Kältesymptomen und zu viel Feuchtigkeit (Frieren, weichem Stuhl, Ödemen etc.) sollten diese Lebensmittel nicht oder nur in sehr kleinen Mengen genossen werden. Bei Hitze und Trockenheit im Magen und Symptomen wie z. B. Gastritis, Reflux oder trockenen Schleimhäuten können diese Lebensmittel jedoch Linderung schaffen.

Dillrahm-Gemüse-Eintopf

ZUTATEN
für 2 Portionen

100 g gelbe oder grüne Bohnen (Fisolen)
200 g Kartoffeln
100 g Kohlrabi
1 EL Dinkelvollkornmehl
100 g saure Sahne (Sauerrahm)
250 ml Gemüsesuppe
1 Bund Dill, gehackt
Salz
Pfeffer aus der Mühle
1 Prise Kümmelsamen, gemahlen

Bohnen waschen, die Enden entfernen. Kartoffeln schälen. Kohlrabi von Blättern und Schale befreien. Gemüse und Kartoffeln in mundgerechte Stücke schneiden. Im Dampfgarer oder im Topf mit Dämpfeinsatz je nach Größe der Stücke rund 10–15 Minuten weich dämpfen, das Gemüse sollte noch bissfest sein.

Mehl, saure Sahne und Gemüsesuppe mit dem Schneebesen verquirlen, den Dill dazugeben. Die Sauce zum Gemüse gießen und alles kurz erwärmen. Mit Salz, Pfeffer und Kümmel würzen.

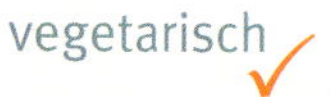

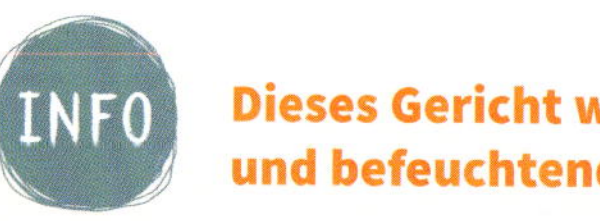

Dieses Gericht wirkt kühlend und befeuchtend.

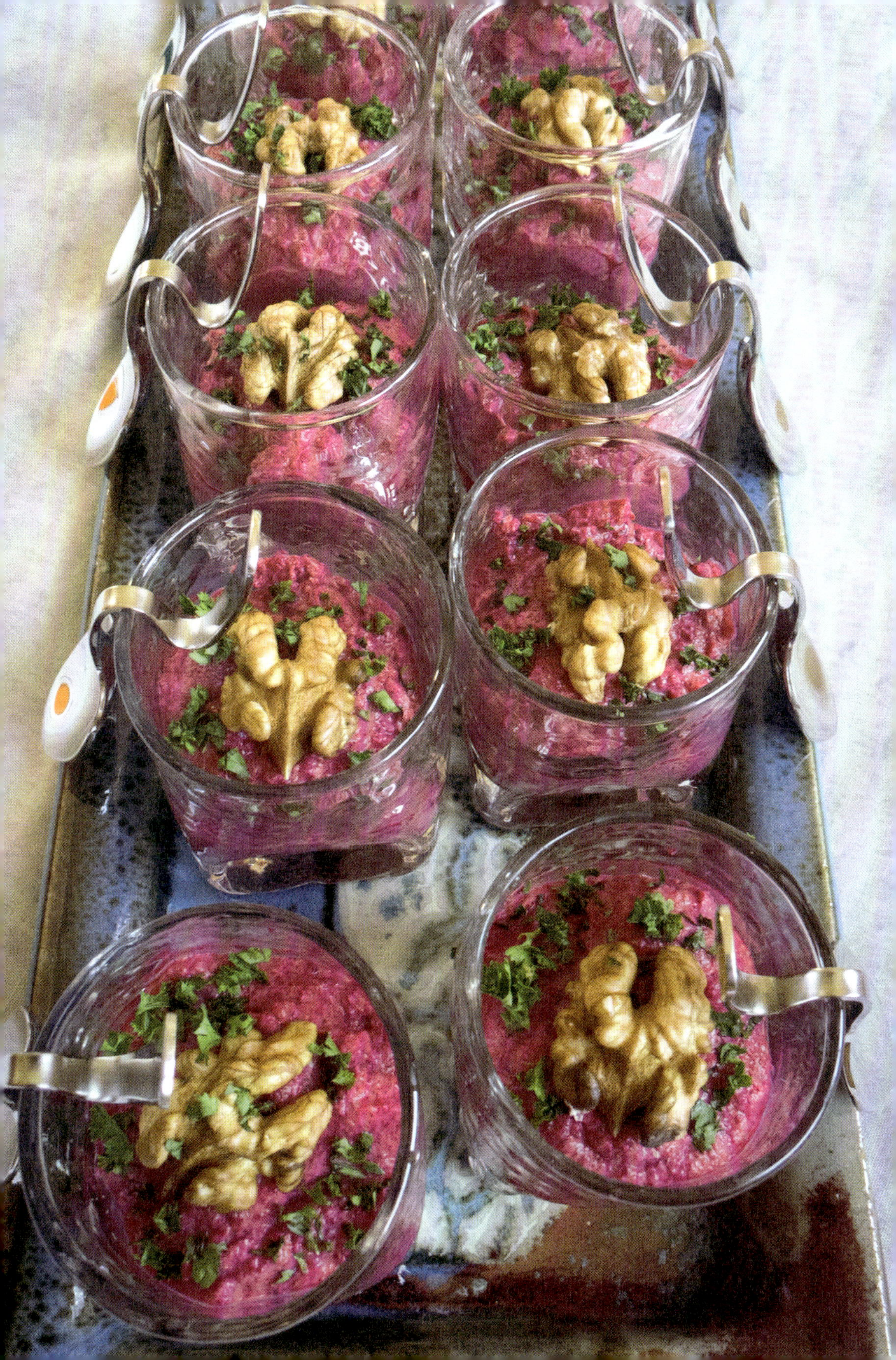

Selbst gezogener Broccolisprossensalat

ZUTATEN
für 2 Portionen

1 EL Bio-Broccolisamen
aus dem Reformhaus
etwas Hanfsamenöl
Saft und Schalenabrieb von 1 Bio-Zitrone
Salz

1 Keimglas

Die Samen am Abend in das Keimglas geben. Dieses mit Wasser auffüllen und mit einem Tuch umwickeln. Die Samen über Nacht eingeweicht lassen.

Am nächsten Morgen das Einweichwasser abgießen und die Samen abspülen. Das Keimglas mit der Öffnung nach unten an einen hellen Platz stellen, überschüssiges Wasser soll stets abfließen können.

Die Keimlinge immer wieder durchspülen (mindestens 2 x täglich, am besten morgens und abends) und abtropfen lassen. Nach 4–5 Tagen sind die Sprossen fertig. Wenn Sie nicht gleich alle verzehren, übersiedeln Sie sie am besten in den Kühlschrank, dort halten sie noch ein paar Tage.

Für den Sprossensalat die fertigen Sprossen mit etwas Hanfsamenöl sowie Zitronensaft und Schalenabrieb marinieren und mit Salz würzen.

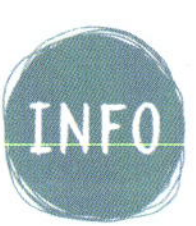

Broccolisprossen gelten als besonders heilsam gegen Helicobacter-pylori-Bakterien, die für Magen-und Darmgeschwüre verantwortlich gemacht werden. Aber auch andere Sprossen wie z. B. von Alfalfa, Radieschen, Roter Bete oder Bockshornklee sind Vitalstoffbomben und können nach dem gleichen Prinzip selbst gezogen werden.

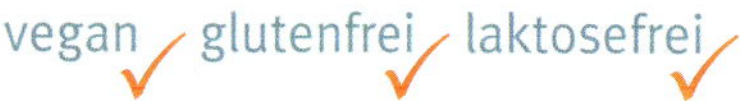

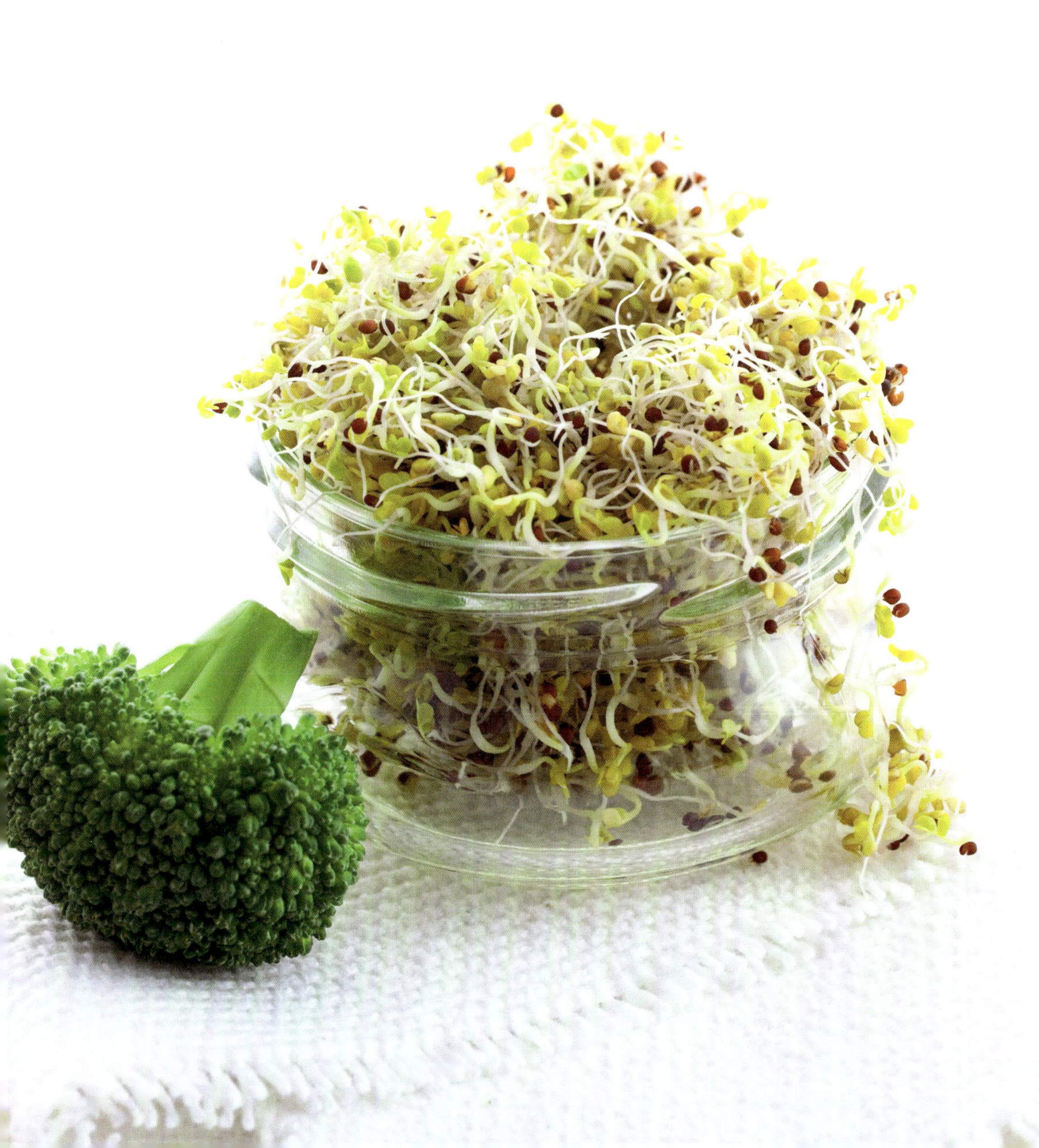

Portulak-Raita

vegetarisch ✓ glutenfrei ✓

ZUTATEN
für 2 Portionen

2 Handvoll Portulak
150 g Naturjoghurt
150 g saure Sahne (Sauerrahm)
etwas Olivenöl extra vergine
1 TL Kreuzkümmel, gemahlen
Schalenabrieb von 1 Bio-Zitrone
Salz

Portulak verlesen, waschen und größere Blätter zerkleinern. Joghurt, saure Sahne und 1 Schuss Olivenöl verrühren und mit Kreuzkümmel und dem Schalenabrieb der Bio-Zitrone aromatisieren, mit Salz abschmecken. Portulak mit dem Gewürz-Joghurt vermengen und mit 1 Schuss Olivenöl beträufeln. Als Beilage zu Getreide, Fisch oder Gemüsegerichten reichen.

Wenn Sie keinen Portulak bekommen, können Sie auch Rucola oder Feldsalat verwenden.

Portulak ist ein wertvolles Wildgemüse, mehr darüber erfahren Sie auf S. 29.

Artischocken-Fenchel-Risotto

ZUTATEN
für 2 Portionen

100 g Fenchelknolle
50 g Parmesan
etwas Olivenöl extra vergine
150 g Risottoreis
500 ml Gemüsesuppe
Saft und Schalenabrieb von 1/2 Bio-Zitrone
200 g Artischocken aus dem Glas (in Öl)
2 Zweige Zitronenmelisse, abgezupft
Salz
Pfeffer

Fenchel waschen, Strunk entfernen. Fenchel klein schneiden, das Grün fein hacken. Parmesan reiben.

Fenchel in Olivenöl anschwitzen, Risottoreis beifügen und mit Gemüsesuppe aufgießen. 1 Spritzer Zitronensaft hineingießen und auf kleiner Flamme köcheln lassen, bis der Reis gar, aber noch bissfest ist. Dabei immer wieder umrühren.

Nun die Artischocken abtropfen lassen, in mundgerechte Stücke schneiden und zum Reis geben. Parmesan und Zitronenmelisse daruntermischen und mit Zitronenschalenabrieb, Salz und Pfeffer würzen. Heiß servieren.

Dazu passt ein knackiger Blattsalat.

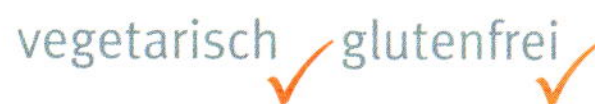

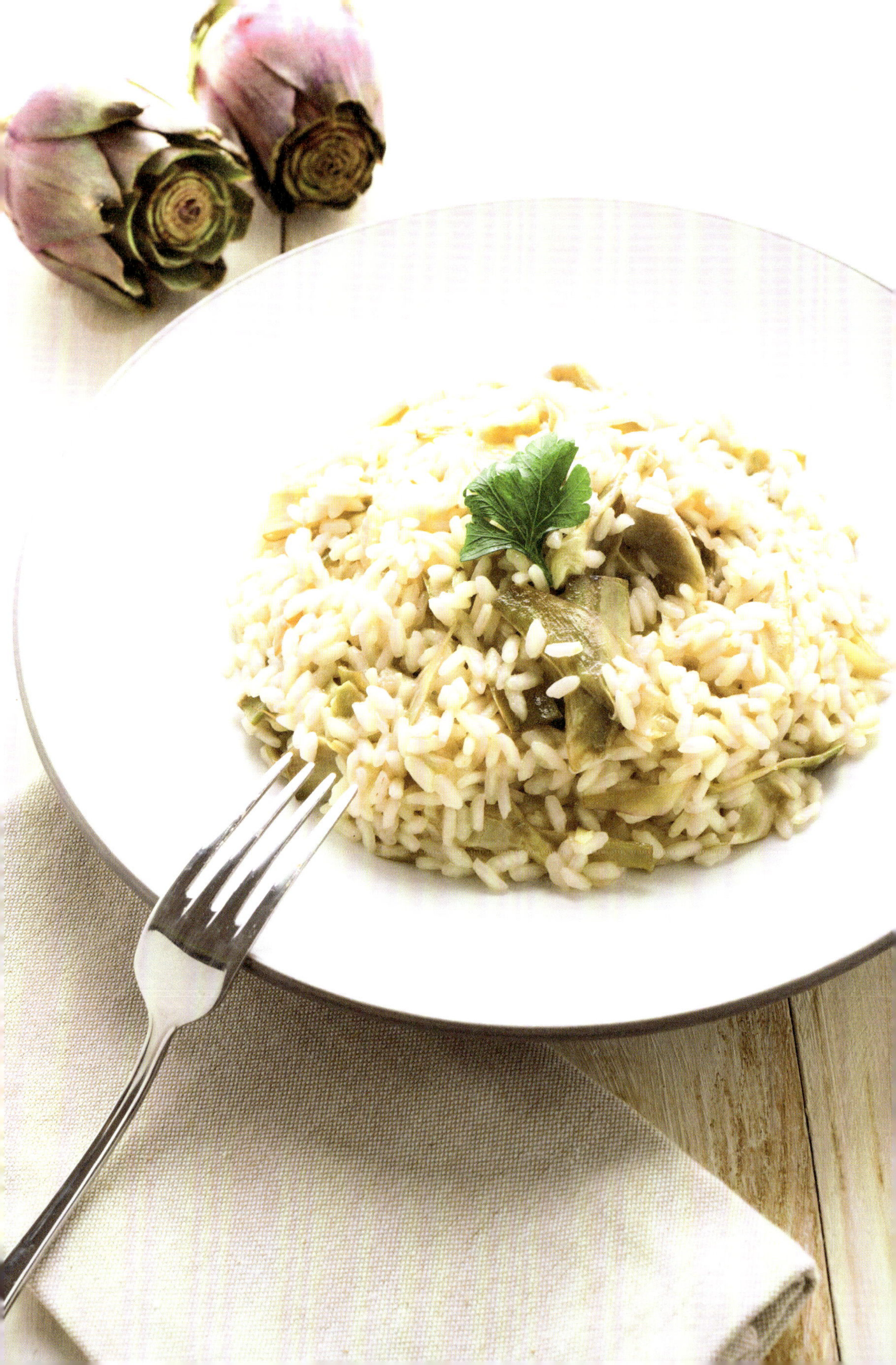

Gedämpfte Kohlgewächsvariationen mit Schafskäsecreme

ZUTATEN
für 2 Portionen

1/4 Broccoli
1/4 Blumenkohl (Karfiol)
1/4 Romaneso
150 g Schafskäse
1 Zweig frisches Basilikum
etwas Olivenöl extra vergine
Schalenabrieb und Saft von 1 Bio-Zitrone
Kräutersalz
1 Handvoll Pinienkerne, gehackt

Das Gemüse waschen, in Röschen aufteilen und im Dampfgarer oder im Topf mit Dämpfeinsatz je nach Größe der Stücke rund 6–10 Minuten weich dämpfen.

In der Zwischenzeit aus Schafskäse, Basilikum, 1 Schuss Olivenöl sowie etwas Zitronenschalenabrieb und -saft eine aromatische Creme rühren. Das gedämpfte Gemüse mit etwas Kräutersalz und Olivenöl aromatisieren, mit Pinienkernen bestreuen und mit der Schafskäsecreme servieren.

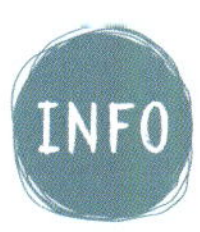

Zur Familie der Kohlgewächse zählen neben Broccoli, Blumenkohl (Karfiol) und Romanesco u. a. auch Wirsing (Kohl), Weißkohl (Weißkraut), Kohlrabi oder Rosenkohl (Kohlsprossen). Sie gehören zu den gesündesten Gemüsen der Welt und sollten regelmäßig auf unserem Speiseplan stehen.

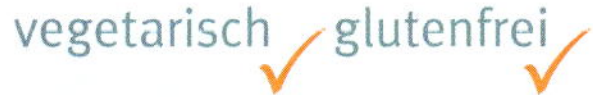

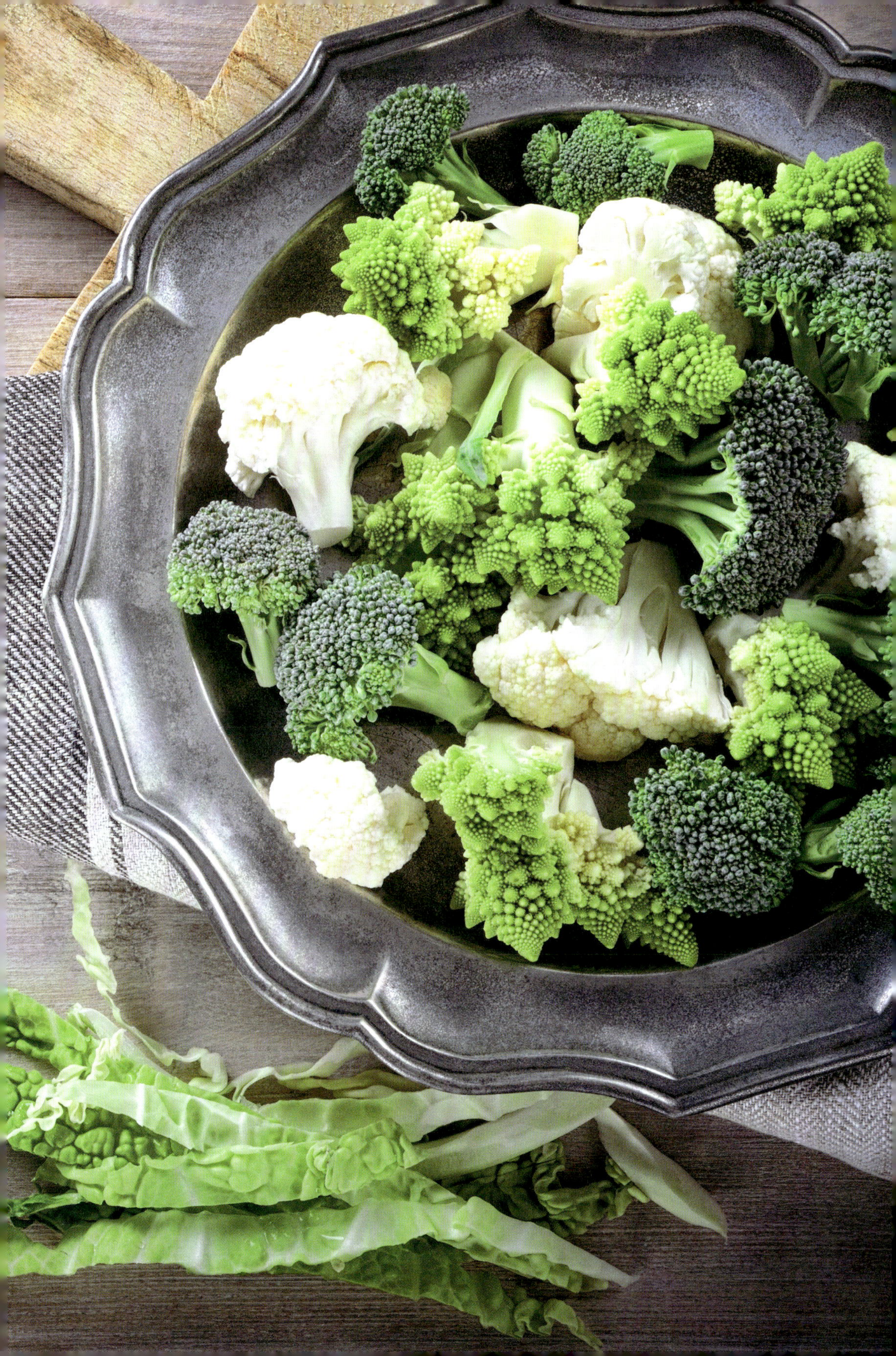

Dinkelspätzle mit gedämpftem Gemüse und Petersilienpesto

ZUTATEN
für 2 Portionen

Für die Spätzle:
12 g Dinkelvollkornmehl
1 Ei
1 Prise Muskat
Salz
Pfeffer

Für Gemüse und Pesto:
1 Staudensellerie
1 kleine Fenchelknolle
1 Karotte
1 Gelbe Rübe
1 Bund Petersilie
1 Knoblauchzehe
etwas Olivenöl extra vergine
Schalenabrieb und Saft von
1 Bio-Zitrone

Für die Spätzle aus Mehl, Ei und 125 ml Wasser einen zähflüssigen Teig rühren. Mit Muskat und Salz würzen. Mit einem Spätzlehobel Spätzle ins siedende Wasser hobeln und kurz aufkochen lassen. Etwas ziehen lassen, in ein Sieb abgießen und kalt abschrecken.

Das Gemüse waschen, gegebenenfalls schälen und in Streifen oder Würfelchen schneiden. Im Dampfgarer oder Topf mit Dämpfeinsatz weich dämpfen, das dauert je nach Größe der Gemüsestücke rund 3–5 Minuten.

In der Zwischenzeit Petersilie waschen, Knoblauch schälen und vom Keimling befreien. Knoblauch, Petersilie, 1 kräftigen Schuss Olivenöl sowie etwas Zitronensaft und Schalenabrieb mit dem Stabmixer zu einem Pesto mixen.

Etwas Olivenöl in der Pfanne erhitzen, Gemüse darin sanft anbraten. Die Spätzle beifügen, durchrühren und kurz mitbraten. Mit Salz und Pfeffer abschmecken. Das Petersilienpesto auf den Gemüsespätzle verteilen.

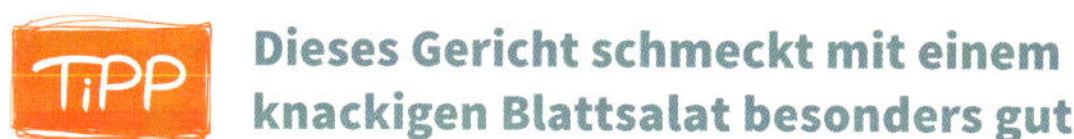

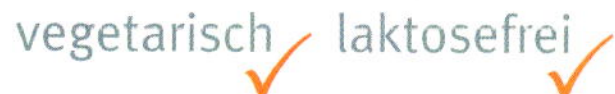

Dinkelnudelsalat mit Karotten, Algen und Mandeln

ZUTATEN
für 2 Portionen

10 g Arame-Algen
200 g Dinkelvollkornhörnchen
1 große Karotte
90 g Räuchertofu
1/2 Knoblauchzehe
1 Frühlingszwiebel
1 cm Ingwer
1 Handvoll Mandeln
etwas Mandelöl
Schalenabrieb und Saft von 1 Bio-Limette
etwas Sojasauce
Salz
Pfeffer

Algen 1 Stunde einweichen. Dann Wasser abgießen und Algen rund 10 Minuten kochen. Wasser abgießen, Algen etwas zerkleinern.

Vollkornnudeln nach Packungsanleitung weich kochen und abseihen. Karotte schälen und in kleine Würfelchen schneiden. In heißem Wasser kurz blanchieren, die Würfelchen sollten weich, aber noch bissfest sein.

Räuchertofu ebenfalls in kleine Würfelchen schneiden. Knoblauch schälen und sehr fein hacken. Frühlingszwiebel putzen, von den Enden befreien und in feine Ringe scheiden.

Ingwer schälen und reiben. Mandeln hacken. Dann Nudeln, Algen, Karottenwürfelchen, Frühlingszwiebeln, Knoblauch, Ingwer und Tofu verrühren. Mit Mandelöl, Limettenschalenabrieb und -saft sowie Sojasauce marinieren und mindestens 1 Stunde ziehen lassen. Mit Salz und Pfeffer abschmecken.

Den Algen-Nudel-Salat mit gehackten Mandeln bestreuen und kalt servieren.

Arame ist eine Braunalge mit mildem Geschmack. Algen sind reich an Vitaminen und Mineralstoffen und bereichern mit ihrer Nährstoffbilanz jeden Speiseplan. Menschen mit einer Schilddrüsenüberfunktion sollten aufgrund des hohen Jodgehaltes jedoch sparsam mit Algen umgehen.

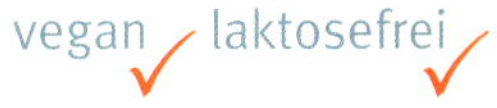

Superfood-Salat in fünf Geschmacksrichtungen

ZUTATEN
für 2 Portionen

1 Bio-Grapefruit
1 Bio-Orange
100 g Babyspinatblätter
100 g Heidelbeeren
1 Handvoll frische Sprossen
1/2 Chilischote
100 g gekochte Kidneybohnen
1 Avocado, Fruchtfleisch in mundgerechten Stücken
1 Spritzer Leinöl
Schalenabrieb und Saft von 1 Bio-Zitrone
Kräutersalz
1 Handvoll gepuffter Amarant

Bei Grapefruit und Orange etwas von der Schale abreiben und beiseitegeben. Die Früchte filetieren. Spinatblätter waschen und verlesen. Heidelbeeren und Sprossen waschen. Chili von Kernen und Seitenwänden befreien und ganz fein hacken. Sämtliches Obst und Gemüse auf einem flachen Teller verteilen.

Etwas Leinöl mit 1 Schuss Zitronensaft vermischen, mit Kräutersalz und gehackter Chili würzen. Schalenabrieb von Orange, Grapefruit und Zitrone unterrühren. Den Salat mit dieser Mischung marinieren und mit Amarant bestreut servieren.

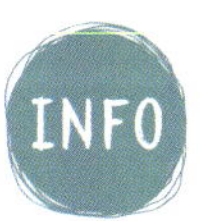

In diesem hochwertigen Salat sind alle fünf Geschmacksrichtungen vertreten: bitter, salzig, sauer, süß und scharf. Die sauren Bestandteile sind vor allem für jene empfehlenswert, die zu wenig Magensäure haben.

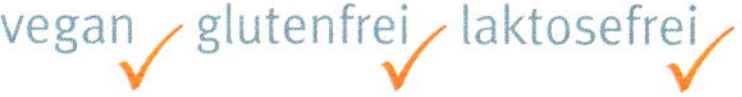

Kürbisgemüse mit Nüssen und Joghurt

ZUTATEN
für 2 Portionen

1/2 Hokkaidokürbis
2 Tomaten
Salz
1 TL ganze Kreuzkümmelsamen
Olivenöl extra vergine
1 Handvoll ausgelöste Walnüsse
Schalenabrieb von 1 Bio-Zitrone
1 Bund Koriandergrün, abgezupft
2–3 EL Ziegen- oder Schafsjoghurt
1 TL Koriander, gemahlen

Backofen auf 180 °C vorheizen. Den Kürbis von Kernen und grober Schale befreien und in mundgerechte Stücke schneiden. Tomaten je nach Größe vierteln oder achteln.

Kürbis- und Tomatenstücke in einen Bräter oder auf ein Backblech geben, mit Salz und Kreuzkümmel würzen und kräftig mit Olivenöl beträufeln. Im Backofen rund 40 Minuten schmoren. Die letzten 10 Minuten die Nüsse dazugeben.

Wenn das Gemüse gar ist, kräftig mit Zitronenschalenabrieb und Koriandergrün bestreuen. Joghurt auf dem Gemüse verteilen und nach Geschmack mit Salz und gemahlenem Koriander abschmecken (siehe Titelbild).

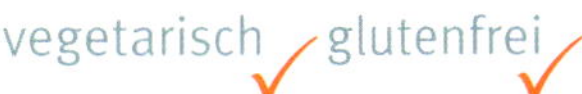

Kohlrabi-Spinat

ZUTATEN
für 2 Portionen

250 g Blattspinat
1 Kohlrabi
1 Frühlingszwiebel
1 Knoblauchzehe
1 Zweig Minze
etwas Olivenöl extra vergine
Schalenabrieb von 1 Bio-Zitrone
Salz
Pfeffer aus der Mühle

Spinatblätter waschen und gegebenenfalls den festen Mittelstrunk herausschneiden. Kohlrabi schälen und in kleine Würfelchen schneiden. Frühlingszwiebel waschen, von verdorrten Teilen und Wurzelansatz befreien und in Scheiben schneiden. Knoblauch schälen und fein hacken. Minze waschen, abzupfen und in feine Streifen schneiden.

In einer Pfanne oder einem Wok etwas Olivenöl erhitzen (Achtung, es soll nicht rauchen!). Frühlingszwiebel, Knoblauch und Kohlrabiwürfelchen beifügen und etwas durchrösten. Blattspinat und Minze dazugeben und so lange weiterrösten, bis die Spinatblätter zusammenfallen. Mit etwas Zitronenschalenabrieb, Salz und Pfeffer abschmecken.

vegan ✓ glutenfrei ✓ laktosefrei ✓

Herzhafte Low-Carb-Gemüsespaghetti

ZUTATEN
für 2 Portionen

1 mittelgroße Zucchini
2 große Karotten
1 Zwiebel
1 Knoblauchzehe
1 Bund Petersilie
1 Handvoll Cashewkerne
etwas Olivenöl extra vergine
Saft von 1 Limette
Kräutersalz
Pfeffer aus der Mühle

Zucchini und Karotten waschen, Karotten schälen. Gemüse mit dem Spiralschneider oder einem Julienneschäler in dünne Streifen schneiden.

Zwiebel und Knoblauch schälen und fein hacken. Petersilie waschen und abzupfen. Cashewkerne grob hacken.

Gemüsespaghetti nur kurz in kochendem Wasser blanchieren, dann abseihen und abtropfen lassen. Zwiebel und Knoblauch in etwas Olivenöl andünsten, die Gemüsespaghetti beifügen, kurz durchrösten und mit etwas Limettensaft, Kräutersalz und Pfeffer würzen. Mit Cashewkernen und Petersilie bestreut servieren.

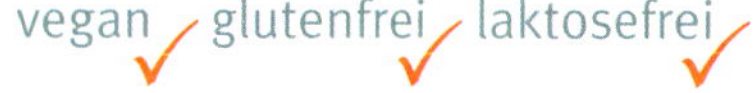

Desserts

Erfrischendes Melonenkompott
Herbstliches Weintraubenkompott
Feigen mit Ziegenkäse und Honig
Himbeer-Leinsamen-Joghurt
Vorrats-Apfelmus mit Süßholz

Erfrischendes Melonenkompott

ZUTATEN
für 2 Portionen

200 g Wassermelone
200 g Zuckermelone
200 g Honigmelone
Schalenabrieb und Saft von 1 Bio-Zitrone
2 Zweige frische Minze
2 Zweige frische Zitronenmelisse
1 TL Honig

Melonen schälen und in mundgerechte Stücke schneiden. Mit 300 ml Wasser in einen Topf füllen, etwas Zitronenschalenabrieb und -saft beifügen. Je einen Zweig der Kräuter beifügen und alles kurz aufkochen.
Dann vom Herd nehmen und auf Zimmertemperatur abkühlen lassen. Die Kräuterzweige entfernen, eventuell mit ein wenig Honig süßen und mit den frischen Kräuterzweigen dekoriert servieren.

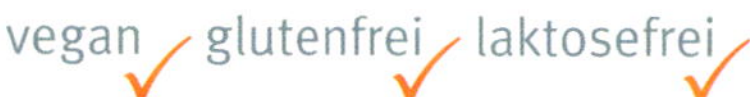

Melonen und Minze wirken kühlend und können bei akuten Entzündungsanzeichen des Magens hilfreich sein. In der kalten Jahreszeit und bei Kälte- und Feuchtigkeitssymptomen wie Frieren, weichem Stuhl, Ödemen u. Ä. sollte man dieses Gericht nicht genießen.

Herbstliches Weintraubenkompott

ZUTATEN
für 2 Portionen

150 g weiße Weintrauben
150 g blaue Weintrauben
20 g Rosinen
1 Zimtstange
1 Muskatblüte

Alle Zutaten mit 1/2 l Wasser in einen Topf geben und zum Kochen bringen. Auf kleiner Flamme ca. 5 Minuten köcheln und dann erkalten lassen.

vegan ✓ glutenfrei ✓ laktosefrei ✓

Kompotte sind leckere und leicht verdauliche Desserts und Snacks für zwischendurch. Sie stillen Hunger und Durst und kommen oft ganz ohne Industriezucker aus.

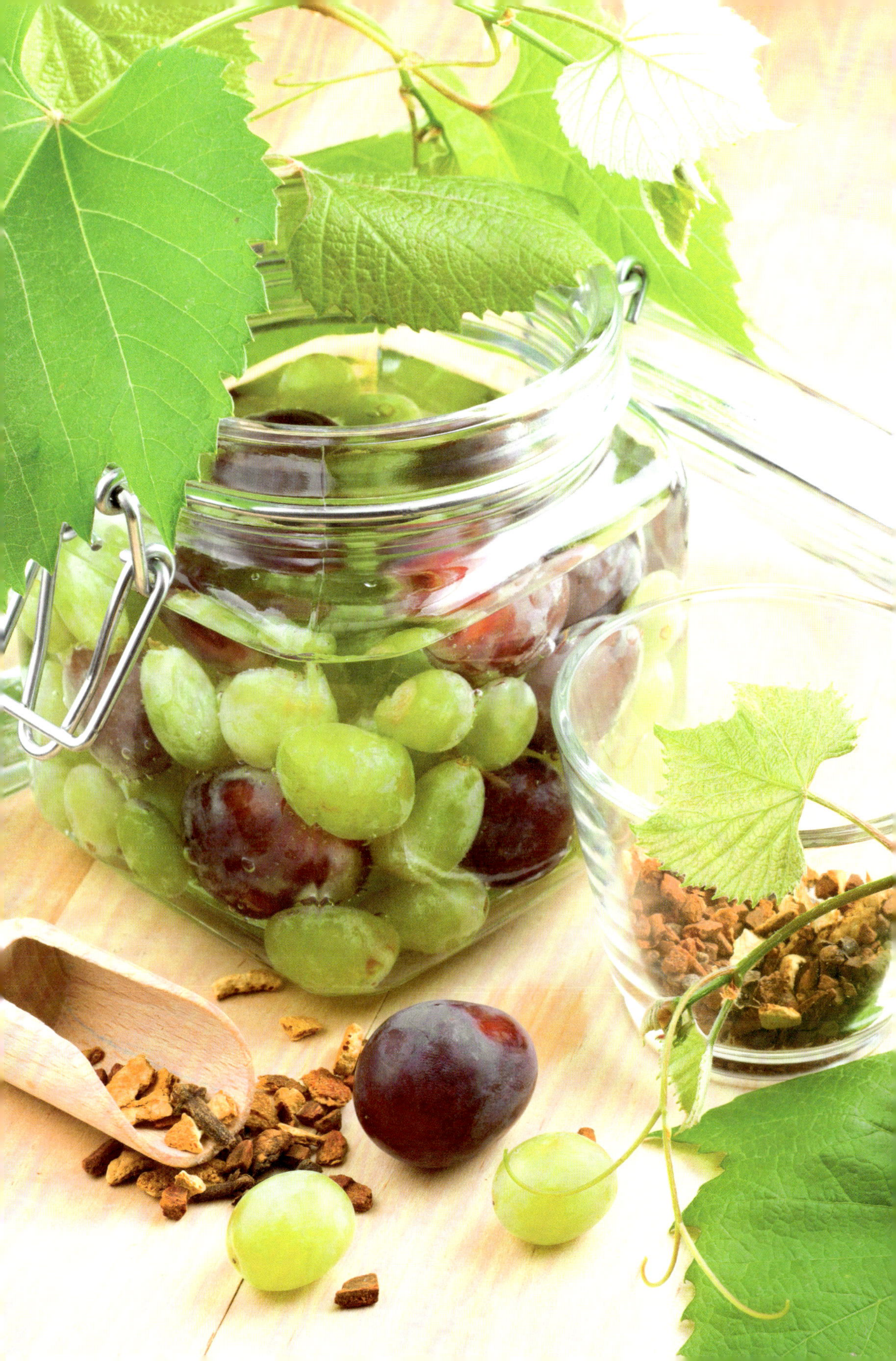

Feigen mit Ziegenkäse und Honig

ZUTATEN
für 2 Portionen

4 Feigen
100 g Ziegenkäse in Rollenform
2 Scheiben Dinkelbrot
2 TL Honig
1 Schuss rassiges Olivenöl extra vergine
schwarzer Pfeffer aus der Mühle

Feigen waschen und in Scheiben schneiden. Ziegenkäse ebenfalls in Scheiben schneiden.

Dinkelbrot toasten.

Nun abwechselnd eine Scheibe Feige und eine Scheibe Ziegenkäse übereinanderstapeln, bis ein Türmchen entsteht. Mit etwas Honig und Olivenöl beträufeln und mit frischem Pfeffer aus der Mühle würzen.

Feigen-Käse-Türmchen mit Dinkeltoasts genießen.

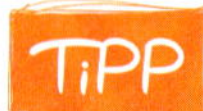

Dieses pikant-süße Dessert macht sich auch als Vorspeise gut.

Feigen enthalten wertvolle Verdauungsenzyme.

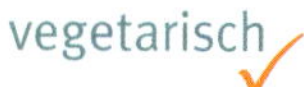

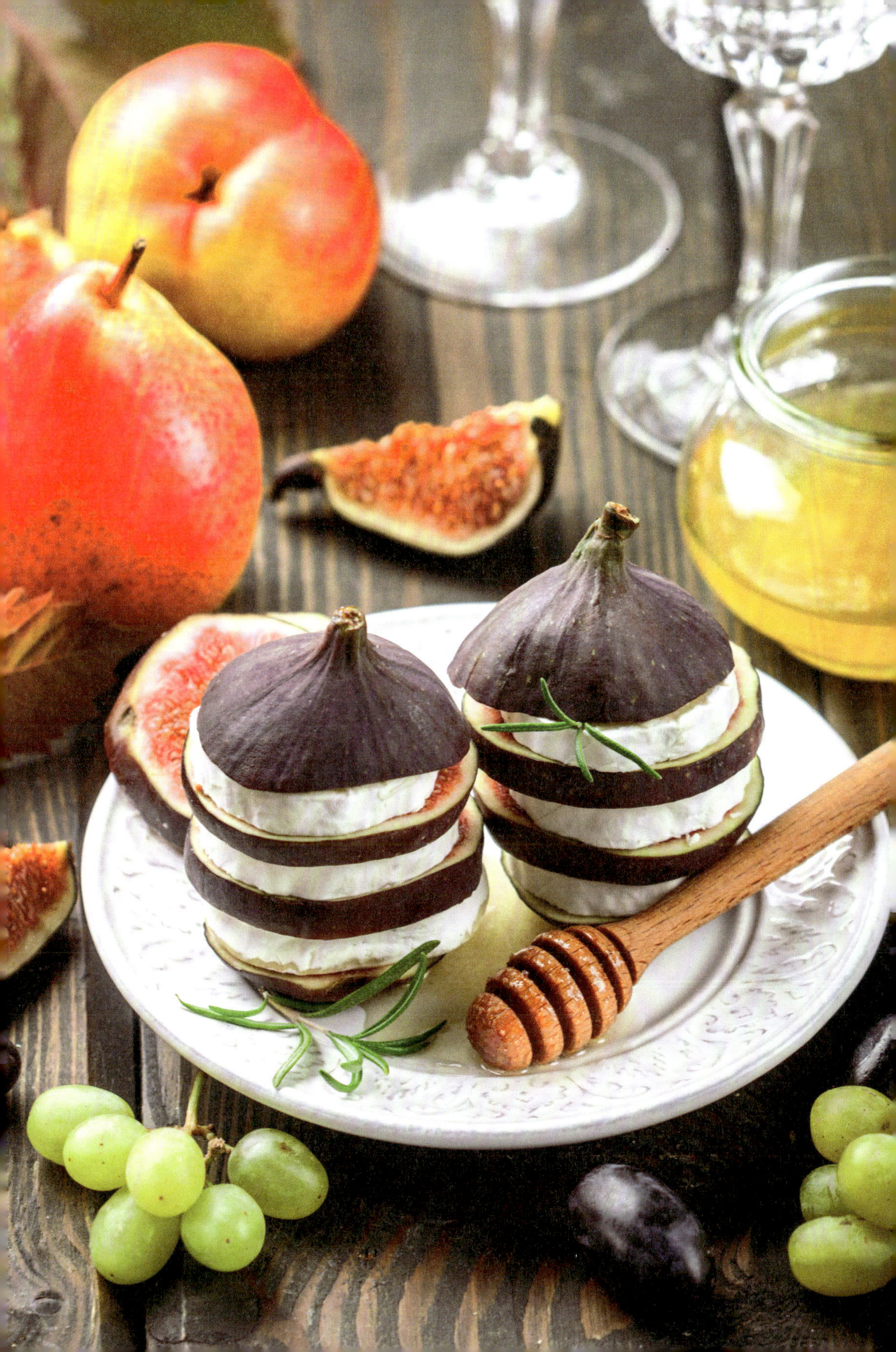

Himbeer-Leinsamen-Joghurt

ZUTATEN
für 2 Portionen

250 g Himbeeren oder andere frische Beeren
2 EL geschrotete Leinsamen
300 g Naturjoghurt
etwas Honig nach Geschmack
1 Schuss Leinsamenöl

Beeren, Leinsamen und Joghurt mit der Gabel zu einer Creme verrühren. Nach Geschmack mit etwas Honig süßen und mit Leinöl verfeinern. Als Dessert oder Zwischenmahlzeit genießen.

Leinsamen enthalten Schleimstoffe, die für eine gereizte Magenschleimhaut sehr heilsam sein können. Zudem enthält Lein eine große Menge der wertvollen Omega-3-Fettsäuren.

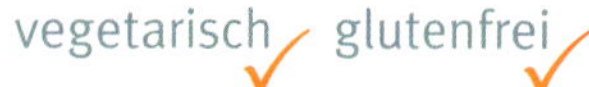

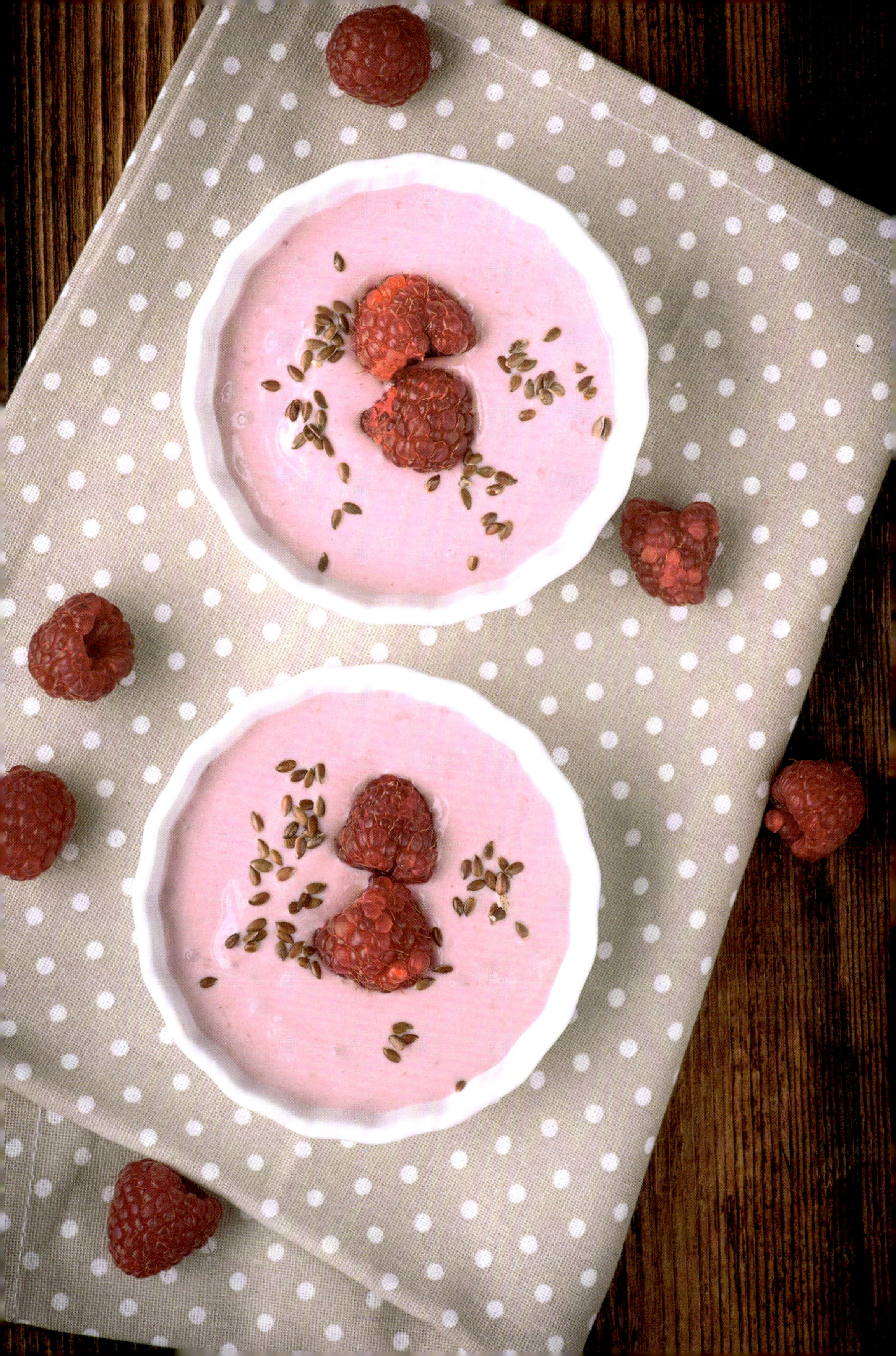

Vorrats-Apfelmus mit Süßholz

ZUTATEN
für etwa 6 Gläser zu je 250 ml

1 Zimtstange
5 Gewürznelken
3 Sternaniskapseln
10 g Süßholz
1 kg Äpfel
Saft und Schalenabrieb von 1 Bio-Zitrone
100 ml fruchtiger Weißwein

Gewürze und Süßholz in einen Teefilter füllen und diesen verschließen.

Äpfel schälen und schneiden. Mit dem gefüllten Teefilter, Zitronensaft und etwas Schalenabrieb, Wein und 100–200 ml Wasser (je nach Dämpfmethode, Saftigkeit der Äpfel und gewünschter Konsistenz) in einen Topf geben. Zugedeckt rund 30 Minuten auf kleinster Flamme weich dämpfen (alternativ für 30 Minuten in einen Dampfgarer geben).

Dann den Teefilter entfernen und die Äpfel mit dem Stabmixer zu Mus pürieren.

Wenn Sie das Mus für einige Zeit haltbar machen wollen, füllen Sie es in sterilisierte Einmachgläser, verschließen Sie diese und kochen Sie das Mus weitere 30–40 Minuten ein, am besten im Wasserbad im Backofen oder im Dampfgarer bei 100 °C. Lagern Sie es kühl und dunkel, so haben Sie rasch eine wertvolle Zwischenmahlzeit oder ein leichtes Dessert zur Hand.

vegan ✓ glutenfrei ✓ laktosefrei ✓

Tees und Kräuterelixiere

Leinsamentee
Chia-Kamillen-Tee
Tee gegen einen nervösen Reizmagen
Barley Water
Schwedenbitter
Selbstgemachter Wermut

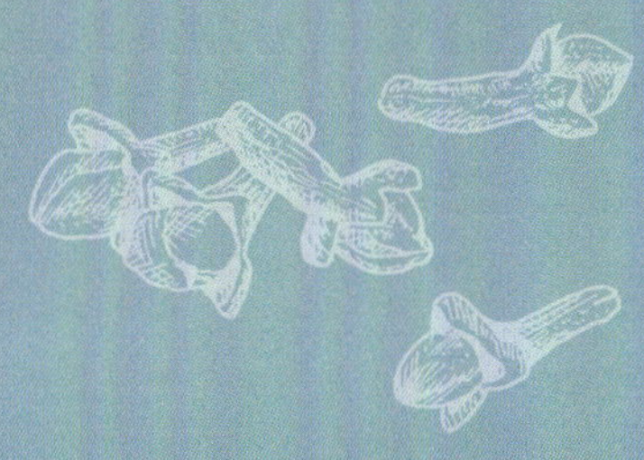

Leinsamentee

ZUTATEN
für 1 Tagesration

3 EL Leinsamen

Leinsamen über Nacht in 1/2 l Wasser einweichen. In der Früh aufkochen und dann durch ein Mulltuch abseihen. Leinsamentee über den Tag verteilt schluckweise trinken.

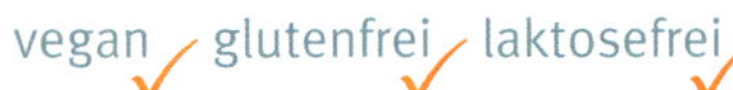

Leinsamen beruhigen eine angegriffene Magenschleimhaut und haben eine Menge Vitalstoffe zu bieten. **Mehr dazu können Sie auf S. 26 nachlesen.**

Chia-Kamillen-Tee

ZUTATEN
für 1 Tasse

2 TL Kamille
5 TL Chiasamen
1 TL Honig

Getrocknete oder frische Kamille mit 250 ml heißem Wasser aufgießen und 10 Minuten ziehen lassen. Dann abseihen und mit Chiasamen und Honig verrühren. Kurz quellen lassen und noch lauwarm trinken.

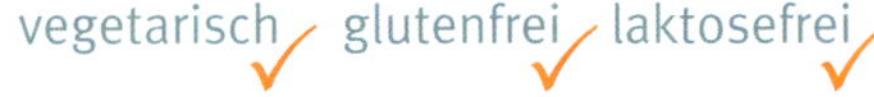

Chiasamen sind reich an Omega-3-Fettsäuren, die u. a. Entzündungen entgegenwirken. Die gallertartige Substanz, die die Samen beim Kontakt mit Wasser entwickeln, ist eine Wohltat für Magen und Darm. Da Chiasamen das 9- bis 12-fache ihres Eigengewichts an Wasser speichern können, quellen sie enorm auf und vergrößern das Stuhlvolumen. Die Reinigung von Magen und Darm wird so begünstigt.

Tee gegen einen nervösen Reizmagen

ZUTATEN
für einen kleinen Vorrat

5 g Hopfenzapfen
10 g Melisse
10 g Pfefferminze
20 g Kamille

2 EL der gemischten frischen oder getrockneten Kräuter mit 1/4 l heißem Wasser aufgießen, 5–10 Minuten ziehen lassen, abseihen. Tee schluckweise trinken.

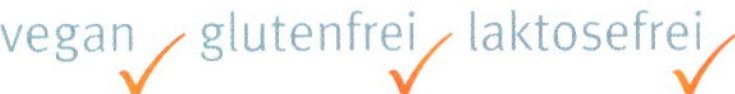

Barley Water

ZUTATEN
für einen kleinen Vorrat

4–5 EL Gerste
1 Spritzer Zitronensaft
Honig nach Geschmack

Gerste in 2 l Wasser rund 1 Stunde kochen. Dann den Sud abseihen und auffangen (die Körner können für Salate oder als Suppeneinlage verwendet werden). Das Gerstenwasser mit Zitronensaft und/oder etwas Honig verfeinert genießen.

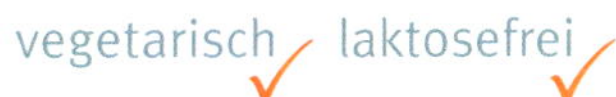

Barley Water gehört zu den Lieblingsgetränken der englischen Queen. Mehr über das Gerstenwasser lesen Sie auf S. 27.

Schwedenbitter

ZUTATEN

10 g Angelikawurzel
10 g Wermutpulver oder Aloe vera oder Enzianwurzel
5 g Myrrhe
0,2 g Safran
10 g chinesischer Naturkampfer
10 g Rhabarberwurzel
10 g Zitterwurzel
10 g Manna
10 g Sennesblätter
10 g Theriak venezian
5 g Eberwurzwurzel
1, 5 l Ansatzschnaps (Korn, Wodka, Weingeist etc.)

Kräuter in einer Glasflasche mit breitem Hals ansetzen und einige Wochen an einem warmen Ort, am besten in der Sonne, stehen lassen. Dann abseihen und kühl und dunkel lagern. Der Schwedenbitter ist viele Jahre haltbar.

Die Anwendungspalette ist breit: Schwedenbitter kann man einreiben, auflegen oder bei Verletzungen und offenen Wunden, Verstauchungen, Insektenstichen und Hautirritationen auftupfen. Innerlich wird der Schwedenbitter stets verdünnt mit Tee oder Wasser eingenommen. Eine Reihe von Störungen des Magen-Darm-Traktes, Bauchschmerzen, Leber- und Gallenprobleme sowie allgemeine Verdauungsstörungen werden mit dem traditionellen Hausmittel ebenso behandelt wie grippale Infekte, Husten und Schnupfen. Im Handel sind auch bereits fertige Schwedenbitter-Mischungen erhältlich.
Mehr Infos finden Sie auf S. 33.

vegan ✓ glutenfrei ✓ laktosefrei ✓

Selbstgemachter Wermut

ZUTATEN

1 Flasche guter Weißwein
100 ml Grappa
Schalenabrieb von 1/2 Bio-Zitrone
5 g getrockneter oder 10 g frischer Wermut
7 g getrocknete oder 15 g frische Angelikawurzel
5 g getrocknete Lavendelblüten
5 g getrocknete Süßholzwurzel
20 g Honig

Alle Zutaten in einem großen, verschließbaren Krug 2 Wochen ziehen lassen, dann abseihen. Wermut dunkel lagern.

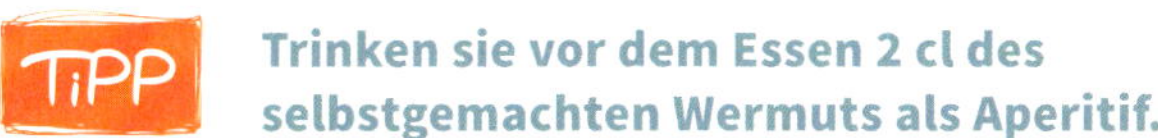

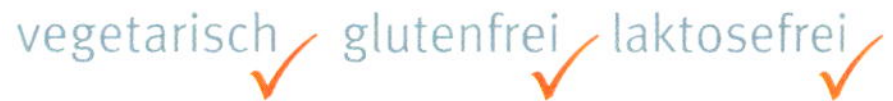

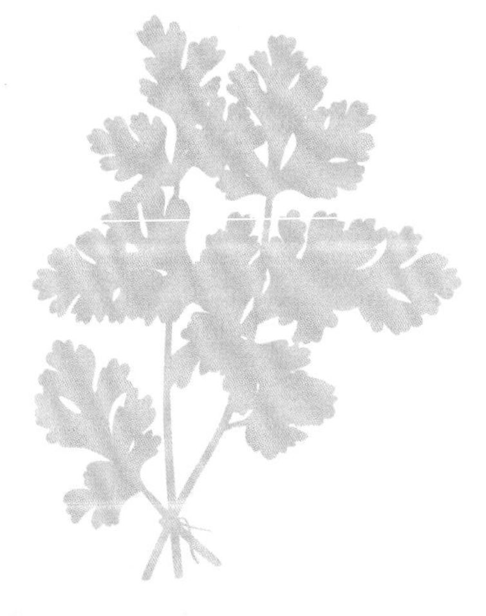